彩绘图解

人体
奇效
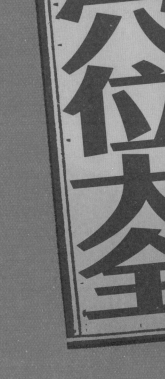
穴位大全

CAIHUI TUJIE RENTI QIXIAO
XUEWEI DAQUAN

耿引循◎主编

江西科学技术出版社

江西·南昌

图书在版编目（CIP）数据

彩绘图解人体奇效穴位大全 / 耿引循主编. -- 南昌:
江西科学技术出版社, 2021.5

ISBN 978-7-5390-7750-5

Ⅰ.①彩… Ⅱ.①耿… Ⅲ.①穴位疗法－图解 Ⅳ.
①R245.9-64

中国版本图书馆CIP数据核字(2021)第110801号

选题序号：ZK2021021

图书代码：B21097-101

责任编辑：王凯勋

彩绘图解人体奇效穴位大全

耿引循 主编

CAIHUI TUJIE RENTI QIXIAO XUEWEI DAQUAN

出版发行　江西科学技术出版社

社　　址　南昌市蓼洲街2号附1号

　　　　　邮编：330009　　　电话：（0791）86623491　　86639342（传真）

印　　刷　德富泰（唐山）印务有限公司

经　　销　各地新华书店

开　　本　787mm×1092mm　1/12

字　　数　300千字

印　　张　20

版　　次　2021年5月第1版　　2021年5月第1次印刷

书　　号　ISBN 978-7-5390-7750-5

定　　价　68.00元

赣版权登字号：-03-2021-149

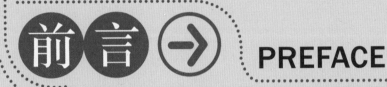

前言 → PREFACE

所谓"毒草百步，必有解药"，就是说，毒草生长之处，百步之内必然有相应解毒的"灵芝仙草"，爱看武侠片或者略懂中医的人都应该明白此理。这是自然界中存在的规律，在人体中也同样存在。对于人体来说，不管生了什么病，其病灶附近总会有治病的"大药"。而这味"大药"，中医称其为"穴位"。

自古以来，穴位疗法就是中医最重要的治疗方法之一。针刺、艾灸、拔罐、贴敷都以经络理论为基础，都以找对穴位为前提。然而，面对密布于人体的穴位和针灸、埋线等各式各样的穴位治疗手法，我们总觉得穴位治疗很专业，离我们很遥远，就算有心使用也只能求助于医生或专业人士，殊不知它也可以"飞入寻常百姓家"。很多穴疗手法简便易行，如只需双拳的敲打法，即便是对中医一窍不通的人，使用起来也毫不困难。

在使用穴位治疗前，我们首先需要在众多穴位中找出自己所需要的，为自己的身体开出穴位治疗处方，这样才能够对症下药。让普通人也能选对穴位、使用穴位治疗，让普通人也可以自己动手"采摘"人体"大药"，这正是我们编写本书的目的。

本书以易懂、易操作为原则，不仅详细地介绍了分布在人体各部的重要穴位，还介绍了它们的不同功效，更针对现代人常见的多种健康、美容和养生问题，给出了简单易行、适合家庭使用的"穴疗处方"。此外，我们还为每一个穴位的找法，每一个"穴疗处方"的操作步骤配备了通俗详细的讲解文字和精美清晰的示范图片。您无须熟悉人体构造，无须读懂深奥的中医典著也能轻松找准穴位，并自己实施按摩、贴敷、拔罐等多种疗法。

鉴于穴位疗法的博大精深和编者水平的有限，本书在编著过程中难免出现纰漏、疏忽，欢迎有识之士批评赐正。此外，本书中的穴位疗法只能作为缓解病痛的辅助疗法，有严重疾患的患者还应及时到医院诊治，以免延误治疗。最后，建议初学者在专业人士指导下实施。

本书为中医科普读物，为便于读者理解，我们尽量运用通俗的语言代替专业生僻的中医术语，并保留中医习惯用字，如"瘀血""泻火"等。希望我们的整理、编写能帮助朋友们祛除疾病，保持健康。

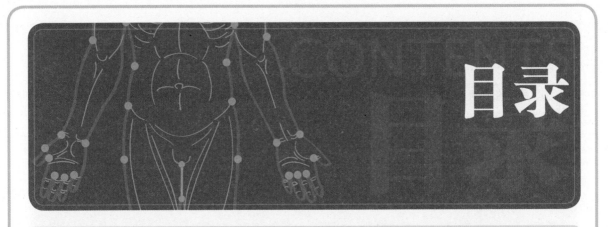

目录

第三章 人体各部特效要穴 (29)

第四章 找对穴位消百病 (115)

第五章　人体穴位保健美容　⑲⑤

附录　常用中医专用名词及
人体骨度分寸图　㉖

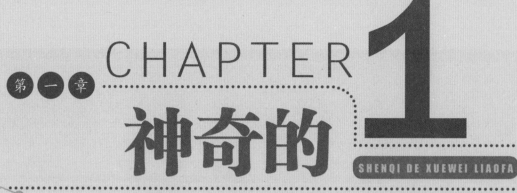

神奇的

SHENQI DE XUEWEI LIAOFA

穴位疗法

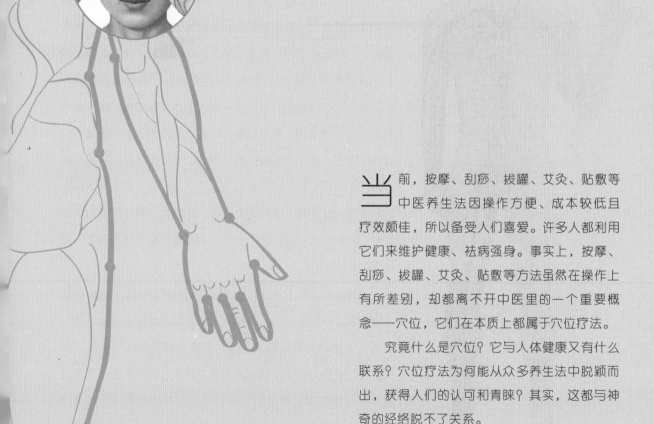

当前，按摩、刮痧、拔罐、艾灸、贴敷等中医养生法因操作方便、成本较低且疗效颇佳，所以备受人们喜爱。许多人都利用它们来维护健康、祛病强身。事实上，按摩、刮痧、拔罐、艾灸、贴敷等方法虽然在操作上有所差别，却都离不开中医里的一个重要概念——穴位，它们在本质上都属于穴位疗法。

究竟什么是穴位？它与人体健康又有什么联系？穴位疗法为何能从众多养生法中脱颖而出，获得人们的认可和青睐？其实，这都与神奇的经络脱不了关系。

神秘的 "脑梗死"

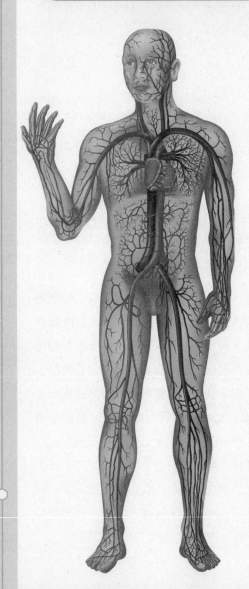

2009年3月11日，中央电视台科教频道的《百科探秘》栏目介绍了一种神奇的疗法，这种疗法在不打针、不吃药的情况下，竟然征服了世界罕见的疾病，令人叹为观止。

2005年，北京市某小学的田老师开始出现口干、口腔溃疡反复发作的情况。最初田老师并未重视，以为只是普通的咽喉炎症状。然而病情的发展却出乎田老师的意料。一日凌晨三四点钟，田老师起床上厕所时，突然发现自己嘴角不停地流口水，并且左半边肢体不听使唤。家人立即将其送入医院，大夫初步诊断为脑梗死。然而脑梗死的常规治疗并未让田老师的病情有所好转，她开始出现高烧、昏睡、偏瘫的症状，且偏瘫的左侧肢体疼痛异常，同时视力明显下降。医院对田老师的病情十分重视，经过几个科的大夫会诊，并进行了进一步的相关检查后，最终确认田老师患上的并不是普通的脑梗死，而是一种极为罕见的疾病——"脑白塞"。

"脑白塞"属全身性免疫系统疾病，目前尚无有效的治疗方法，属公认的疑难病，西医治疗就是用激素和抗肿瘤药物。于是，田老师开始了每天吃12片激素和环磷酰胺的生活。然而，这些治疗方法不仅让田老师非常痛苦，而且产生了严重的副作用。她出现了满月脸、水牛背，并且开始脱发、浑身没劲、恶心。田老师想，自己绝对不能这样痛苦地活着，这时候

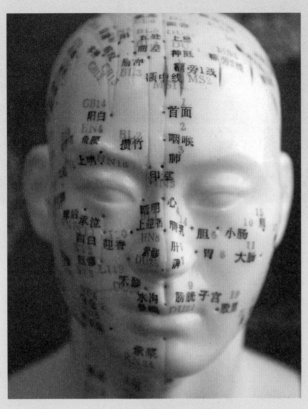

她想到了中医。就这样，田老师来到了中国中医科学院西苑医院。但是住院治疗后，却出现了一件令田老师几乎陷入绝望的事情——她对中药过敏。

一日，田老师在医院里无意间看到了一个宣传牌，介绍了一种不用药的绿色疗法。她抱着试试看的心态，找到了西苑医院康复医学科。大夫为田老师检查后发现，田老师后背的脊柱两侧全部都是条索状的阳性反应物。从中医的角度来说，这是经络不通的表现，而脊柱两侧正是人体最长的经脉——膀胱经的循经处。一般人的阳性反应物只有小手指粗细，可是田老师的却有两指宽，这就意味着，田老师的病已经非常严重了。于是大夫提出为其调理，疏通经络。

几次施治后，出现了让田老师欣喜万分的效果，她过去整日昏昏欲睡的情况得到了明显的改善，肢体的疼痛、僵直现象大有好转，视力开始逐渐恢复，这给了田老师莫大的希望，她决心将经络调理治疗坚持下去。在以后的治疗中，田老师的病情一天天好转，折磨她的疾病渐渐远去，经过15个月的治疗，田老师可以旅游、炒股了，她终于又过上了正常人的生活。

疏通经络可以治病，这并不只是发生在田老师身上的奇迹，它已被我国几千年的诊疗实践所证明。穴位疗法正是通过疏通经络达到治病祛痛效果的。那么，穴位与经络是什么关系呢？它又为何能成为疏通经络的机关呢？

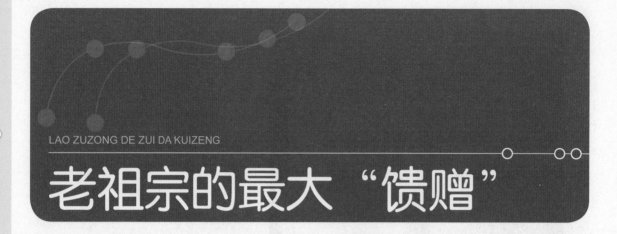

LAO ZUZONG DE ZUI DA KUIZENG

老祖宗的最大 "馈赠"

在讲解穴位疗法之前，我们不得不先认真分析一下人体的经络——中华民族的祖先留给后世的最大"馈赠"。

早在20世纪80年代，"导弹之父"钱学森就曾经预言，经络会对未来医学有着突出贡献。他说："生命科学中隐藏着一个谜，破解这个谜的钥匙可能就是中国的经络学说。"现在，随着人们对经络研究和应用的深入，钱学森的话得到了越来越多人的认可。

◎曾经，英国一名瘫痪病人遭雷击后，奇迹般地站了起来。

◎苏联一名盲人，遭雷击后眼睛瞬间就看到了东西，恢复了视力。

◎美国加州一人遭雷击昏迷三天，苏醒后，原来的心律不齐、神经衰弱都好了。

……………

这些神奇的人体"自愈"现象，现代医学无法解释，却演绎出了经络理论的核心内容。

许多人对经络的最初了解，都是通过武侠小说或电视剧。一说到经络，他们自然而

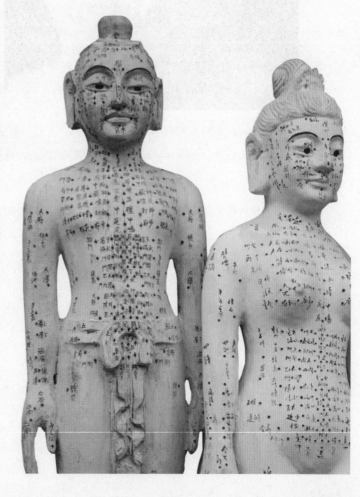

然就会联想到江湖中的绝顶武功，比如六脉神剑、九阴真经、九阳神功。似乎只要打通了经络，绝世神功便可手到擒来。在他们眼中，经络是人体神秘又神奇的组成部分。事实上，经络的确是神奇的，但与武功无关。它最早出现于中医学的源头之作《黄帝内经》中，被认为是"人之所以生，病之所以成，人之所以治，病之所以起"的根本，也就是说，人体"病起、病灭"都由经络系统来掌控。

中医理论中的经络，是人体的总调控系统。它内属脏腑，外络肢节，联通五脏六腑、四肢百骸、五官九窍、皮肉筋骨等组织器官；它纵横交错、入里出表、通上达下，将人体组成一个有机整体。身体各部分之所以能保持相对的协调与统一，完全是依赖经络的联系和沟通。

经络还负责运行人体最重要的物质——气血。气血是人体生命活动的物质基础，全身各组织器官只有得到气血的濡养才能完成正常的生理功能。而经络正是将气血输布到全身各组织脏器的通道。因此，经络只有保持畅通，才能"行气血"以荣养机体、濡润筋骨、滑利关节，确保生命活动的顺利进行和新陈代谢的旺盛。否则，脏器就会因协调异常而出现功能紊乱现象，机体就会因缺少养分而退化或衰竭，人体卫外功能就会减弱或丧失，从而使外邪能够长驱直入侵犯体内。这样病痛便会接踵而至。因此《黄帝内经》有云："五脏之道，皆出于经隧，以行气血，血气不和，百病乃变化而生。"

就像一座城市，其中某根电路出现故障，会导致一些地区停电、停水，无法正常运转，甚至还可能使整个城市陷入瘫痪。此时，我们只要修复电路，恢复供电，一切问题便都可迎刃而解。人体也是这样，病痛因经络不畅而起，只要我们疏通经络，接通人体"电路"，使经络的联系、供养和防御功能恢复正常，就可以调动机体的自我修复功能，固本正元。充足的正气可抵抗或消减病邪，使机体重新正常运转，这样疾病自然也就不药而愈了。

可见，人体具有不可思议的自愈能力。同时这也解释了上面三个神奇的"自愈"现象：本来应该致命的雷电，不小心打通了病人体内阻塞的经络，于是出现了令人惊讶的治病功效。那么，难道普通人治疗疾病时，也要利用雷电才能打通经络吗？

万物皆有道，所谓"毒草百步，必有解药"，人体也一样，病痛附近必有打通经络的"机关"——穴位。而这又是先祖们的第二大"馈赠"了。

MIXIN HAI SHI KEXUE

迷信还是科学

经络理论是中医的魂，任何一本中医典籍里都会提到经络。诊脉也好，针灸也好，各种中医疗法无不依托于经络。就连看似与经络无关的中草药也有"药物归经"一说，即某种药物对某些脏腑经络所生之病具有明显疗效。世世代代，中医一直遵循着经络诊脉、祛病除痛的原则，守护着华夏儿女的健康。

但那份本应在经络出世时便记录得清楚而详细的"档案"，不知是遗漏了还是散失了。总之，经络一直无根无据，说不清、道不明。人们用现代生物医学的方法对人体加以解剖后，即使用高倍率的显微镜从表皮到深部组织进行广泛搜索，都没有见到有异于周围组织的"经络管状结构"。因此"经络是迷信"的论调一度甚嚣尘上。那么经络真的存在吗？答案是肯定的。

一直以来都有人以"看不见，摸不着"的理由来否定经络的存在。我国经络学界的巨子祝总骧教授和他的团队，利用三种科学方法，终于证明了经络的客观存在，轰动了世界。

首先，他们利用电激发下的机械探测法发现，人体有一些高度敏感点，刺激它们的时候，人体会有酸、麻、胀的感觉，而且这种感觉有时候还会上下窜动。在将这些敏感点连接后，会得到一条敏感线。这条敏感线与经络图上经络的分布惊人地吻合。

其次，他们又利用皮肤电阻抗测试法发现，当探测电极触及人体经脉时，电阻会突然下降，出现一个低电阻点。他们将这些点连成一条线，这条线也正好和经脉线一致，并且和电激发下的机械探测方法测出的敏感线重合。

最后，他们用橡皮锤和医用听诊器作为测试工具，用橡皮锤在人体上沿经脉线进行力量均匀的垂直叩击。每当小锤叩击到经脉线上时，就会听到一个音量加大、声调高亢洪亮，如叩击在空洞地方的那种"空空"的声音。他们将此处称为高振动声点。将这些高振动声点连成一条线，这条线又恰好和前面测试出的两条连线相重合。

就这样，祝总骧教授和他的团队用三种现代生物物理科学的方法证实了中国古代《黄帝内经》中论述的14条经脉的存在。闻名世界的英国剑桥大学名誉校长李约瑟博士见到祝总骧时兴奋地说："我曾预言，经络之谜终将由中国人自己解开，有幸言中，实是我余生之幸！"

目前，以经络理论为基础的一些疗法已被世界医学所应用。这些千百年来都为中医诊疗做出过贡献的神奇"线条"，正在世界范围的临床诊疗中发挥越来越大的作用。

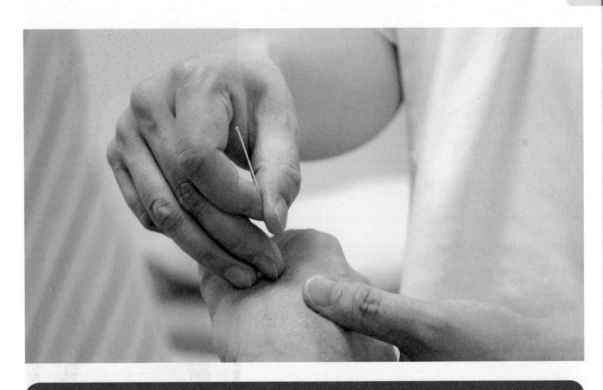

LAO ZUZONG DE DI ER DA KUIZENG

老祖宗的第二大 "馈赠"

经络在人体中现实存在着，是影响人生老病死的重要因素。我们要想不得病，要想延年益寿，就要保证经络通畅、脏腑和谐。可是，现实生活中的诸多原因，如过食"垃圾"食品以致体内毒素堆积；长期使用空调造成排汗不畅；长时间保持同种姿势以致气血无法流通等，使得人们多多少少都存在着经络不通、气血营运不畅的情况。如果问题不严重，往往只是有一些不适之感，如头痛、颈肩酸痛等；如果问题严重，则可能会引发各种健康问题，如冠心病、颈椎病、黄褐斑等。这时想要疏通阻滞的经络，就不得不说老祖宗留给我们的第二大"馈赠"——穴位了。

远古时代没有药物，先人们劳作时，偶然会被一些有棱角的小石头碰撞到身体的某处，或被带刺植物刺伤出血，但是他们却意外地发现，原先身体某处的病痛因此减轻了。此后，类似的情况频繁出现，逐渐引起了人们的重视。于是人们开始有意识地使用一些石块、骨针，甚至烧热的土块去刺激身上的特定点，以减轻病痛。这些特定点，就是穴位的"雏形"。因此毫不夸张地说，每一个穴位的每一种功效，都是先祖们经过无数次的身体试验所得来的。后来，人们慢慢意识到，这些特定点之间有一条看不见的通道，刺激它们，通道上的某处便会出现反应，这可能就是最初的经络理论。

　　"药王"孙思邈在他的《千金翼方》里写道："凡孔穴者，是经络所行往来处，引气远入抽病也。"此句一语点明了穴位的功效和原理。如果说纵横交错的经络是联系各脏器的纽带，那么穴位就是这些纽带上的功能点、敏感点。《黄帝内经》中称穴位为"脉气所发"和"神气之所游行出入"处，也就是说，穴位是经络气血"输注出入"体表的特殊部位。它能够在人体正常时通行营卫；在受到刺激时，产生"多米诺骨牌"效应，将刺激沿经络传导给下一穴位，从而打通经络、调通气血、驱邪扶正、消除病痛。

　　可以说，找对了穴位就找到了疏通经络的"机关"。通过适当的手法刺激穴位，就能使原本受阻的经络顺畅起来。因此穴位自古以来就是针灸、气功等中医疗法的施术部位。

　　然而，穴位的神奇之处何止于此。现代医学研究惊奇地发现，几乎所有的穴位都位于人体神经末梢密集或神经干线经过的地方。也就是说，即使抛弃古老的中医理论而从现代医学理论的角度来说，适当刺激穴位也可明显改善人体神经、内分泌、呼吸、循环、消化、排泄、免疫等众多系统的功能。

　　此外，穴位的防病功效对人们也是大有裨益的。穴位借助经络与内脏相连，穴位处色泽、形态和触摸感觉的异常，能在一定程度上反映出相应脏腑经络的病变。如肺脏病病人常在中府、肺俞、膏肓俞等穴处出现压痛；冠心病病人常在神堂穴处出现压痛；胃下垂病人常在足三里穴处出现条索状物、中脘穴处出现结节、胃俞穴处出现凹陷等。可见，人们不但能利用穴位消除病痛，还能通过它们及早发现脏腑的问题，从而及早治疗，避免酿成严重后果。

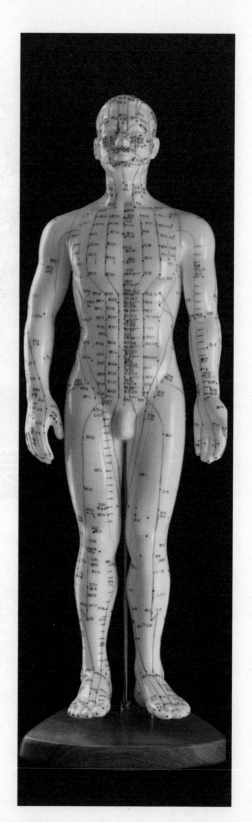

ZUSANLI JIU CHUAN RIBEN

足三里灸传日本

先人不但为我们留下了穴位这味神奇的治病、防病"大药"，还为我们总结了许多关于穴位的使用智慧：

◎ "赤脚走一走，活到九十九"，意为适当刺激脚底穴位，有养生延寿的功效。

◎ "头项寻列缺"，指头颈部的问题都可以通过刺激列缺穴来解决。

◎ "腰背委中求"，指腰背部的问题都可以通过刺激委中穴来缓解。

在所有穴位中，"长寿大穴"足三里穴的使用似乎备受偏爱。自古以来，"拍打足三里，胜吃老母鸡"的说法就在民间广为流传。而灸足三里穴所能达到的养生功效，更是一遍遍地被不同医书所提及。《黄帝内经·灵枢·经脉篇》中提到"灸则强食生肉"，意思是说灸能增进食欲，促进机体生长。唐代孙思邈《千金方》中说"体上常需三二处灸之，勿令疮暂瘥，则瘴病温疟，毒不能着。"这是指不断施灸，在体表部位烫出一些泡，在这些疮口还没有愈合的时候又开始施灸，通过不断地刺激来增强身体的免疫力，从而预防传染病。南宋张杲著《医说》更是提出了"若要安，三里常不干"这一养生名言。

足三里灸保健法传到日本后，非常盛行，被日本人赞为"长寿灸"。日本学者江间式在其《心身锻炼法》中说道："每月必有10日灸其足三里，寿至200余岁。"另一学者说："三里养生后天之气，灸三里可使气不衰，故称长寿之灸。"日本的民间至今仍流传有"勿与不灸足三里之人做旅伴""旅行灸三里，健步行如飞"等句。

德川幕府时代，日本政府甚至将足三里灸列入政府健民政策，并在庆长二年（1597年）颁发文告："春秋施灸，以防疾患。人固应勤于所业，然有所患则业废身蔽，不可不知，妇孺亦然。"

日本人晓晴翁的《云锦随笔》也记载：德川幕府时代，江户的永代桥建成时，曾召三河国的百姓万兵卫"初渡"。当时有一个习惯，每一座新桥建成，都要邀请年龄最高的长者第一个踏桥过河。万兵卫当时是174岁，其妻173岁，其子153岁，其孙105岁。德川将军问万兵卫有何长寿之术，万兵卫回答说："我家祖传每月初八灸足三里，从不间断，仅此而已。"德川将军听了，感慨万分，足三里长寿之灸因此而日益盛行。故事的真实性虽然无从考证，但日本人对于足三里灸的推崇，却可窥见一斑。

那么，足三里穴究竟为何能有此良效呢？中医认为，足三里穴是足阳明胃经上的一个重要穴位，而脾胃为后天之本、气血生化之源，常灸足三里穴，可使脾胃不受病邪侵袭，增强消化系统功能，增加人体对营养物质的吸收，从而使全身得到濡养，进而达到防病治病、延缓衰老和延年益寿的目的。现代医学研究也证实了这一说法。灸足三里穴，能促使白细胞增加，增强对致病菌的吞噬能力，从而使人体的免疫力得到提高。此外，灸足三里穴还对血液成分、血压、心率、血糖等都具有双向调节的作用，对消化等全身各系统也都有强化作用。因此，足三里穴可谓是当之无愧的养生大穴。

事实上，人体不仅有足三里穴这样保健效果极佳的长寿穴，还有许多能有效调理各种疾病的天然"药穴"，如能有效治疗原发性高血压的曲池穴，能对抗冠心病、心绞痛的神门穴，能显著缓解鼻炎的迎香穴，能化痰镇咳的天突穴，能快速止痛的合谷穴……

我们若是遵照先人的经验对症取穴，无异于拥有了一个取之不尽、用之不竭的随身"天然大药库"。

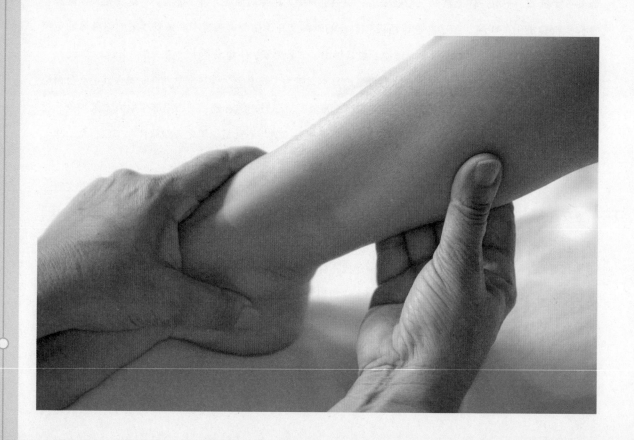

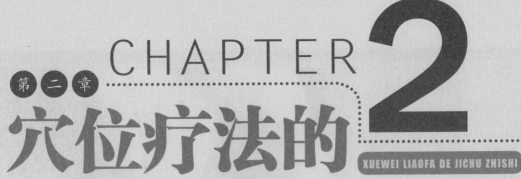

第二章

CHAPTER **2**

穴位疗法的

XUEWEI LIAOFA DE JICHU ZHISHI

基础知识

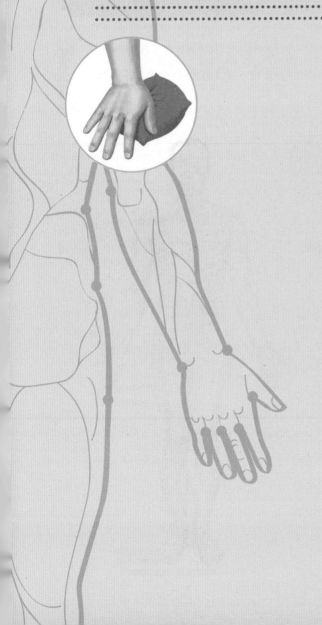

凭着简单、轻松、便捷、低成本和良好的保健效果，穴位疗法得到了广泛的传播。老祖宗留给我们的宝贵馈赠让越来越多的人摆脱了疾病的困扰，走上了健康之路。越来越多的人开始笃信并践行这一疗法。

虽然穴位疗法简单易行，但不同的人用起来，效果却有很大区别。有的人"手到病除"，有的人却因为对穴位疗法的相关知识缺乏了解而使治病、养生的效果大打折扣。比如，同样是缓解胃痛，准确按摩足三里穴，能够快速有效地止痛，而取穴不准时，疗效则会差很多。可见，了解一些经络、穴位、取穴等穴位疗法的基础知识，对提高穴位疗法的效果大有裨益。

本章从实用的角度出发，简单地介绍了一些最有用的穴位疗法常识。即使您不懂博大精深的中医理论，即使您从未学习过穴位疗法，也可以通过这些易懂的知识，轻松掌握穴疗之道，保证穴位疗法的效果。

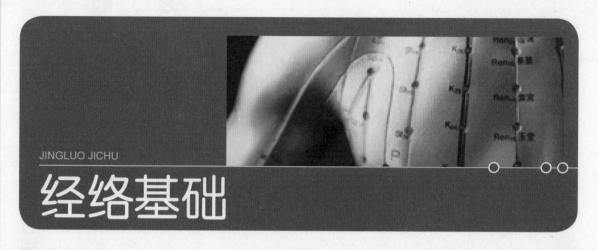

JINGLUO JICHU

经络基础

经络是经脉和络脉的总称。经脉包括十二经脉、奇经八脉、十二经别、十二皮部和十二经筋；络脉包括别络、浮络和孙络。经脉中的十二经脉和奇经八脉支配整个人体，属主脉；络脉功能相对较小，属次脉。

→ 十二经脉

▶ **十二经脉**：十二经脉是经络的主干，被称为"正经"，是人体内部气血运行的主要通道，对称地分布于人体两侧。这十二条经脉沿特定方向循行，它们之间可以连贯起来，构成环状的流注关系。正因为此，气血才得以在经脉中周流，濡养人体。十二经脉及其循行区是穴位疗法的主要施用部位。

▶ **十二经脉主要包括**：手太阴肺经、手厥阴心包经、手少阴心经、手阳明大肠经、手少阳三焦经、手太阳小肠经、足太阴脾经、足厥阴肝经、足少阴肾经、足阳明胃经、足少阳胆经、足太阳膀胱经。

▶ **十二经脉的命名**：十二经脉中，手经表示该经络主要分布于上肢，足经表示该经络主要分布于下肢，用脏腑命名是为了说明各经脉所属的脏器，如肺经表示该经属于肺脏。经脉名称中的阴阳是以"内为阴、外为阳""脏为阴、腑为阳"来命名的。阳经一般在躯体外侧，阴经一般在躯体内侧。

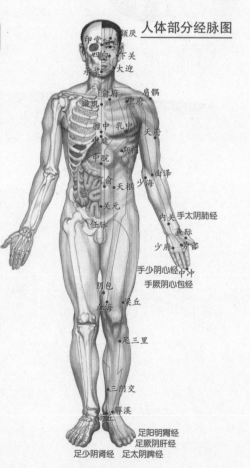

人体部分经脉图

→ 奇经八脉

▶ **奇经八脉**：是别道奇行的经脉，包括任脉、督脉、冲脉、带脉、阴维脉、阳维脉、阴跷脉和阳跷脉。这八条经脉的循行错综于十二正经之间，与正经在多处交会。它们连接部位相近、功能相似的经脉，调节十二正经盛衰。当十二正经气血旺盛时，奇经八脉能加以蓄积；当十二正经气血不足时，奇经八脉又能补充供给。

→ 络脉

▶ **络脉**：是人体内经脉的分支，纵横交错，网络周身，无处不在，包括别络、浮络、孙络。别络指人体十二经脉和任督二脉各自别出的络，再加上位于体侧的脾之大络，共15条。十五别络可沟通十二经脉中表里两经的经气，补充十二经脉循行的不足，灌渗气血、濡养全身。浮络是浮行于浅表部位的络脉，孙络是络脉中最细小的分支，它们的作用同样是输布气血、濡养全身。

TIPS 什么是"表里两经"？

十二经脉中，阳经为表，阴经为里。在分布、循行和功能活动上表里两经关系密切。十二经脉的具体表里关系为：足太阳膀胱经与足少阴肾经互为表里；足少阳胆经与足厥阴肝经互为表里；足阳明胃经与足太阴脾经互为表里；手太阳小肠经与手少阴心经互为表里；手少阳三焦经与手厥阴心包经互为表里；手阳明大肠经与手太阴肺经互为表里。

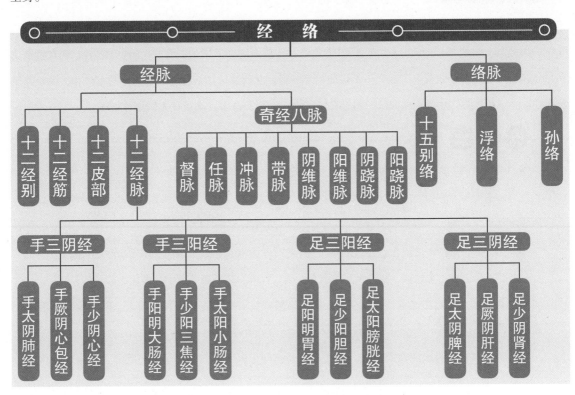

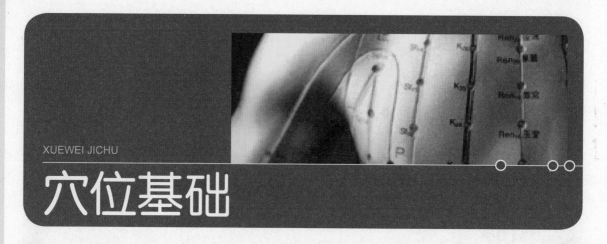

穴位基础

XUEWEI JICHU

穴位，又叫"腧穴"，是经络之气输注于体表的部位。中医疗法中针灸、推拿、拔罐等，都需要通过刺激穴位来取得疗效。换言之，了解穴位，掌握它的定位法，从而轻松地找对穴位，对治病至关重要。人体穴位大致可以分为经穴、奇穴、阿是穴三类。

经穴

▶ **经穴**：指位于十二经脉和任督二脉上的穴位，又称"十四经穴"，是穴位的主体部分。十二经脉在人体左右各有一条，所以十二经脉上的穴位都是左右对称的，1个穴名有2个穴位；任、督二脉是"单行线"，因此其上穴位都是单穴，1个穴名配1个穴位。《黄帝内经》中记载有160个经穴穴名，现在发展为361个穴名，共计670个穴位。"经穴"不仅能治疗本经及其所属脏腑病症，还能治疗与本经相关的经络脏腑病症。"十四经穴"中的一些穴位，因具有特殊治疗作用，自古以来就被人们格外重视。

五 输 穴

▶ 五输穴，指十二经脉的每一经脉分布于肘膝关节以下的五个重要穴位，即井穴、荥穴、输穴、经穴、合穴，共60个。古人把气血在经脉中的运行比做自然界的水流，认为五输穴从四肢末端向肘膝方向依次排列，具有水流由小到大、由浅入深的特点。

井 穴 井，意为水之源头。井穴是经气初出之处，分布在指或趾末端，多用于昏迷、厥证。

荥 穴 荥，意为水微流，脉气至穴处渐大。荥穴在掌指或跖趾关节前，多用于清泄各经热证。

输 穴 输，有输注之意，脉气至穴处较强。输穴主要分布于腕踝关节附近。阳经输穴主治各经痛症及循经远道病症；阴经输穴即各经原穴，主治所属脏器病症。

经 穴 经，意为水流宽大通畅，脉气至穴处畅行无阻。经穴多位于臂、胫部，常用于寒热、喘咳等循经远道病症的配穴。

合 穴　合，喻百川汇合入海，脉气流注至穴处好像江河汇入大海。合穴主要位于肘膝关节附近。阴经合穴多治胸部及腹部病症，足阳经合穴多治腑病，手阳经合穴多治外经病。

	肺经	大肠经	胃经	脾经	心经	小肠经	膀胱经	肾经	心包经	三焦经	胆经	肝经
井穴	少商	商阳	厉兑	隐白	少冲	少泽	至阴	涌泉	中冲	关冲	足窍阴	大敦
荥穴	鱼际	二间	内庭	大都	少府	前谷	足通谷	然谷	劳宫	液门	侠溪	行间
输穴	太渊	三间	陷谷	太白	神门	后溪	束骨	太溪	大陵	中渚	足临泣	太冲
经穴	经渠	阳溪	解溪	商丘	灵道	阳谷	昆仑	复溜	间使	支沟	阳辅	中封
合穴	尺泽	曲池	足三里	阴陵泉	少海	小海	委中	阴谷	曲泽	天井	阳陵泉	曲泉

五输穴表

原 穴

▶ 原穴，指脏腑原气输注、经过和留止于十二经脉的部位，又称"十二原"。十二经脉各有一原穴，多分布于腕踝关节附近。"十二原"在临床上主要用于脏腑疾病的诊断和治疗。

	肺经	大肠经	胃经	脾经	心经	小肠经	膀胱经	肾经	心包经	三焦经	胆经	肝经
原穴	太渊	合谷	冲阳	太白	神门	腕骨	京骨	太溪	大陵	阳池	丘墟	太冲

原穴表

络 穴

▶ 络穴，是络脉自经脉分出部位的穴位，又称"十五络穴"。十二经脉的络穴位于四肢肘膝关节以下；任脉络穴位于上腹部；督脉络穴位于尾骶部；脾之大络位于胸胁部。十五络脉各有所主病症，凡络脉脉气发生异常的证候表现，一般可选本络络穴治疗。

	肺经	大肠经	胃经	脾经	心经	小肠经	膀胱经	肾经	心包经	三焦经	胆经	肝经	任脉	督脉	脾之大络
络穴	列缺	偏历	丰隆	公孙	通里	支正	飞扬	大钟	内关	外关	光明	蠡沟	鸠尾	长强	大包

络穴表

郄 穴

▶ 郄穴，是十二经脉和阴跷脉、阳跷脉、阴维脉、阳维脉之经气深聚的部位，共有16个。除胃经的梁丘穴之外，其他郄穴都分布于四肢肘膝关节以下。郄穴常用来治疗本经循行部位及所属脏腑的急性病症。脏腑发生病变时，相应的郄穴会有疼痛、酸胀感，临床常用此作为诊断疾病的参考。

	肺经	大肠经	胃经	脾经	心经	小肠经	膀胱经	肾经	心包经	三焦经	胆经	肝经	阴跷脉	阳跷脉	阴维脉	阳维脉
郄穴表																
郄穴	孔最	温溜	梁丘	地机	阴郄	养老	金门	水泉	郄门	会宗	外丘	中都	交信	跗阳	筑宾	阳交

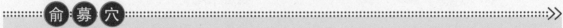

俞募穴

▶ 俞募穴，是脏腑之气聚集、输注于胸腹、背腰部的特定穴。俞穴均位于背腰部足太阳膀胱经第一侧线上，又称"背俞穴"。各脏腑都有一背俞穴，它们依对应脏腑位置的高低而上下排列。募穴均位于胸腹部，又称"腹募穴"，各脏腑都有一募穴，其位置大体与脏腑所在部位相对应。俞募穴可用于诊治相应脏腑的疾病，如：肺癌患者的肺俞穴常有压痛感。

背俞穴表				腹募穴表			
脏腑	俞穴	脏腑	俞穴	脏腑	募穴	脏腑	募穴
肺	肺俞	大肠	大肠俞	肺	中府	大肠	天枢
肾	肾俞	膀胱	膀胱俞	肾	京门	膀胱	中极
肝	肝俞	胆	胆俞	肝	期门	胆	日月
心	心俞	小肠	小肠俞	心	巨阙	小肠	关元
脾	脾俞	胃	胃俞	脾	章门	胃	中脘
心包	厥阴俞	三焦	三焦俞	心包	膻中	三焦	石门

下合穴

▶ 下合穴，指六腑合于下肢三阳经的穴位，又称"六腑下合穴"，共6个。其中胃、胆、膀胱属足三阳经，其下合穴即"五输穴"中的"合穴"；大肠、小肠、三焦属手三阳经，其在下肢另有下合穴。下合穴对治疗本腑病意义重大，可疏导经气、调整本腑功能，如治胆囊炎可取胆下合穴——阳陵泉穴。

下合穴表						
	大肠	胃	小肠	膀胱	三焦	胆
下合穴	上巨虚	足三里	下巨虚	委中	委阳	阳陵泉

八会穴

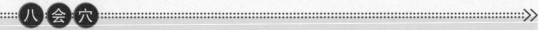

▶ 八会穴，指脏、腑、气、血、筋、脉、骨、髓的精气聚会的8个穴位。具体来说是：脏会章门

穴，腑会中脘穴，气会膻中穴，血会膈俞穴，筋会阳陵泉穴，脉会太渊穴，骨会大杼穴，髓会绝骨穴。临床应用一般以其会取治，如咳血、咯血、吐血、血崩等血证，可取血会膈俞穴治疗。

交会穴与八脉交会穴

▶ 交会穴，指位于两经或数经交会处的穴位，是经脉间互通脉气之处，多分布于头面、躯干部。交会穴不仅能治本经病症，而且还能兼治所交会经脉的病症。

▶ 八脉交会穴，指十二经脉与奇经八脉相通的8个穴位，均位于腕、踝部上下。八脉交会穴不仅能治疗本经病症，还能治疗奇经八脉的病症。

八脉交会穴表			
经脉	八穴	奇经八脉	会合部位
脾经	公孙	冲脉	胃、心、胸
心包经	内关	阴维脉	
三焦经	外关	阳维脉	目外眦、颊、颈、耳后、肩胛
胆经	足临泣	带脉	
小肠经	后溪	督脉	目内眦、颈、耳、肩膊
膀胱经	申脉	阳跷脉	
肺经	列缺	任脉	胸、肺系、膈、喉咙
肾经	照海	阴跷脉	

➔ 奇穴

▶ **奇穴**：指不属于十四经穴，但有固定穴名和明确位置的穴位，又叫"经外奇穴"。奇穴的位置比较分散，有些位于经脉线外，如中泉；有些位于经脉线内，如印堂；还有的奇穴由多个穴位组合而成，如四缝、夹脊等。奇穴虽然没有被列入十四经穴，但其所在之处并没有离开经络分布的领域，并且它同样是通过经络的传导作用来调整经气的异常变化。大多数奇穴对特定的病症有着特定疗效，它们的主治作用通常来说都比较单纯，如定喘穴治疗哮喘、腰眼穴治疗腰痛等。

➔ 阿是穴

▶ **阿是穴**：指身体上的病痛处或与病痛有关的压痛点、敏感点。也就是说，病人身体被按压时出现痛感、热感、酸楚、麻胀或舒适感的部位，就是阿是穴。"阿"有痛的意思，人被按压身体疼痛处时会发出"啊"的声音，阿是穴因此而得名。阿是穴既没有具体的名称，也没有固定的位置。适度地刺激阿是穴，相当于直接刺激经络阻滞处，因此阿是穴的治疗效果常常比固定穴位要明显。

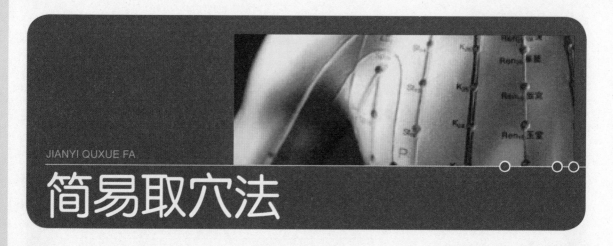

JIANYI QUXUE FA

简易取穴法

在针灸治疗的过程中，准确取穴历来备受医家重视。医者只有在找对穴位的前提下实施针灸才能保证疗效，而且受针者不会疼痛难忍。虽然其他穴位疗法无须像针灸那样精准取穴，只要在正确穴位附近0.5厘米以内的范围都有疗效，但是如果我们能找准穴位便可有效提高治疗效果。其实，找准穴位并不难，它有一些巧方法。

取穴要领　　在学习找准穴位的巧方法前，不妨先看看千百年来，历朝历代的中医大夫们探索和总结出来的取穴要领。

❶ 取穴姿势要恰当。

取穴时病者应依情况采取坐式、卧式、伸直肢体或屈曲肢体等充分暴露施术穴位的体位。

❷ "取五穴而用一穴，取三经而用一经。"

这句古语意为：正确的取穴方法是，取某一个穴位时要了解它上下左右的穴位；定某一经时，要了解它周围几条经脉的循行。只有这样全面参考后，才能准确地定位取穴。

❸ 找准取穴参考依据。

比如督脉和任脉位于人体正中线，其上的穴位较易确定，因此常作为两旁经穴定位的参考依据；取肢体外侧面的穴位时，应观

察筋骨的凹陷处等骨性标志；取肢体内侧面的穴位时，除注意体表标志外，还应注意动脉的搏动等。

→ 找穴位反应点

▶ 身体某部位出现异常时，其相应穴位附近可能也会出现异常症状，如用手按压有酸、麻、胀、痛等感觉，且病情越重感觉越强烈；用手指按压，可触及硬块；用手触摸，皮肤会出现刺痒感；用手触摸，会发现此处皮肤和周围的有温差等。如果出现这些现象，则说明此处为穴位反应点，也是应该实施穴位疗法的部位。此外，穴位反应点还可能随病症的出现而产生色素沉淀，出现黑痣、斑等情况。

➡ 了解体表标志

🔸 人体表面存在着的一些特定标志，可以作为确定穴位位置的依据。这些标志具体来说可分为固定标志和活动标志两大类。

▶▶ **固定标志**：指体表上固定不移的部位，如五官轮廓、发际、指（趾）甲、乳头、肚脐及各种骨节的突起和凹陷部位等。这些自然标志有利于穴位的定位，如两眉之间取印堂穴、两乳之间取膻中穴、鼻尖定素髎穴、脐中定神阙穴等。

▶▶ **活动标志**：指身体必须相应地活动才会出现的取穴标志。如张口取听宫穴、听会穴，闭口取下关穴等。

➡ 牢记骨骼组织

🔸 由于穴位大都位于低凹处，如肌肉与肌肉之间、骨骼与骨骼之间、肌肉与骨骼之间，以及骨骼的凹陷或孔隙处。因此，了解身体中哪一部位有什么骨骼，更容易找到相应位置的穴位。

人体最重要的骨骼组织是脊椎骨。脊椎骨由颈部至臀部贯穿身体中央，由上而下依次是7节颈椎、12节胸椎、5节腰椎、骶骨和尾骨。脊椎骨从外部可以触摸到的凸骨是取穴时的重要依据，如低头时脖子后部正中最突出的凸骨是第7颈椎，紧接着的凸骨是第1胸椎。人体腰部还有极突出的髂骨，就是位于腰左右两侧突出的骨头，也就是患者系腰带的位置，跟第4腰椎的突起在一条线上。

➡ 用手指做尺寸

🔸 中医诊疗常用手指做为度量尺寸以精准取穴。一般来说，人的手指在生长过程中与身体其他部位在大小、长短上的比例基本不变，因此人们可选取本人手指作为取自身穴位时的长度单位。

▶▶ **中指同身寸**：以本人中指中间一节屈曲时内侧两端横纹头之间为1寸。此法可用于四肢部取穴的直寸和背部取穴的横寸。

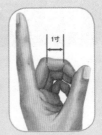

▶▶ **拇指同身寸**：以本人大拇指的宽度为1寸。此法也适用于四肢部的直寸取穴。

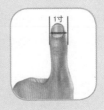

▶▶ **横指同身寸**：本人将除大拇指外的其余四指并拢，以中指中节横纹处为准，四指横宽面为3寸。此法多用于上下肢、下腹部的直寸及背部的横寸。

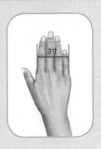

➡ 知晓骨度分寸

中医上还常以骨度分寸法确定穴位位置，就是以体表骨节为主要标志测量全身各部的长度和宽度，定出分寸，又称"骨度分寸折量法""骨度法""折骨定穴法"。（"骨度分寸图"见附录）

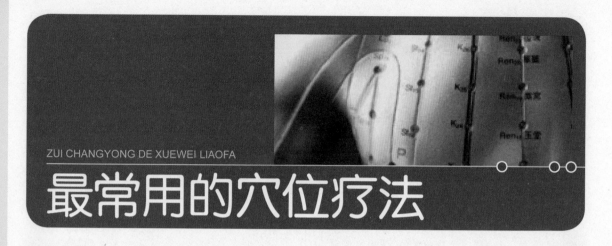

ZUI CHANGYONG DE XUEWEI LIAOFA

最常用的穴位疗法

穴位疗法主要通过按摩、针刺、艾灸、拔罐等方法刺激人体穴位，以通经活络、调气活血、补虚泻实、扶正祛邪，从而防治疾病。穴位疗法经过千百年的发展，种类繁多，而且有些穴位疗法因操作方法较难只适合医生使用，如针刺、穴位注射、穴位埋线等。本文从实用的角度出发，介绍了几种疗效显著、家庭常用，且易学、易行，备受大众推崇的穴位疗法，即按摩、贴敷、拔罐和艾灸。

➔ 按摩

▶ **穴位按摩**：是一种以中医经络理论为基础，通过使用按摩手法或借助按摩工具刺激人体特定穴位以防治疾病的方法。此法不仅安全有效，而且无任何毒副作用，是一种广受老百姓欢迎的穴位疗法。

最常用的 按摩手法	按摩手法的种类很多，在实际应用中常把2种或多种手法结合起来形成复合手法，如将按法与揉法结合形成按揉法。现为读者展示8种最基础、最常用的按摩手法。

按 法

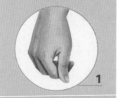

1

▶▶ 用手指、手掌按压体表或穴位，逐渐用力深压的一种手法，主要有指按法、掌按法、掌根按法三种。

方法

❶ **指按法**：用拇指指端或指腹垂直向下按压穴位。

❷ **掌按法**：用手掌向下按压体表的方法，可用单掌或双掌按，也可用双掌重叠按压。

❸ **掌根按法**：用掌根着力，向下按压患者体表的方法。

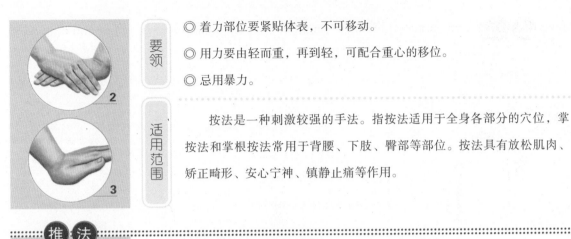

要领

◎ 着力部位要紧贴体表，不可移动。

◎ 用力要由轻而重，再到轻，可配合重心的移位。

◎ 忌用暴力。

适用范围

　　按法是一种刺激较强的手法。指按法适用于全身各部分的穴位，掌按法和掌根按法常用于背腰、下肢、臀部等部位。按法具有放松肌肉、矫正畸形、安心宁神、镇静止痛等作用。

推法

▶ 用手指或手掌在体表做缓慢直线运动的一种手法。

方法

❶ **拇指直推法：**用拇指指腹在颈项、手、足等部位做推动或双指重叠加力。

❷ **全掌直推法：**用全掌着力于背、腰或四肢处做推动，力量深透，单方向直推。

❸ **掌根反推法：**用掌根作用于背、腰、臀及下肢部，着力深透，单方向直推。

要领

◎ 紧贴体表，带动皮下肌肉组织。

◎ 单方向直线缓慢运动。

◎ 局部涂抹按摩油。

适用范围

　　推法可在人体各部位使用，具有疏通经络、行气活血、消积导滞、解痉镇痛等作用。

捏法

▶ 使用指腹相对用力挤捏肌肤的一种手法。

方法

用拇指与食指或拇指与其余四指相对用力，捏挤施术部位。

要领

◎ 相对用力，由轻而重。

◎ 腕关节放松，手法灵活，不可用蛮力。

适用范围

　　捏法常用于头、颈项、背腰和四肢，具有舒筋通络、行气活血、调理脾胃、消积化痰等作用。

掐法

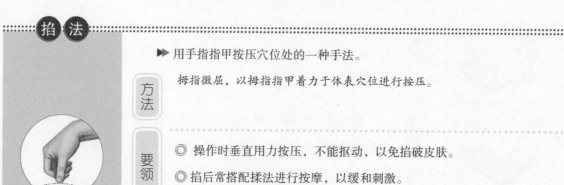

▶▶ 用手指指甲按压穴位处的一种手法。

方法

拇指微屈，以拇指指甲着力于体表穴位进行按压。

要领

◎ 操作时垂直用力按压，不能抠动，以免掐破皮肤。

◎ 掐后常搭配揉法进行按摩，以缓和刺激。

◎ 不宜做反复长时间的应用。

适用范围

掐法常用于人中等感觉较敏锐的穴位，具有开窍醒脑、回阳救逆、疏通经络、运行气血等作用。

揉法

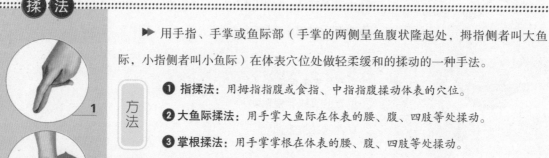

▶▶ 用手指、手掌或鱼际部（手掌的两侧呈鱼腹状隆起处，拇指侧者叫大鱼际，小指侧者叫小鱼际）在体表穴位处做轻柔缓和的揉动的一种手法。

方法

❶ **指揉法**：用拇指指腹或食指、中指指腹揉动体表的穴位。

❷ **大鱼际揉法**：用手掌大鱼际在体表的腰、腹、四肢等处揉动。

❸ **掌根揉法**：用手掌掌根在体表的腰、腹、四肢等处揉动。

要领

◎ 紧贴体表，带动皮下肌肉组织。

◎ 腕部放松，以肘部为支点，前臂主动摆动，带动腕部做轻柔缓和的摆动。

◎ 频率为每分钟120~160次。

适用范围

揉法轻柔缓和，刺激小，适用于全身各部位，具有消积导滞、活血化瘀、舒筋活络、缓解痉挛、消肿止痛、祛风散寒等作用。

拍法

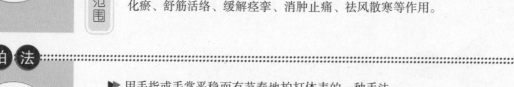

▶▶ 用手指或手掌平稳而有节奏地拍打体表的一种手法。

方法

❶ **指拍法**：食指、中指、无名指、小指四指的指腹并拢，拍打体表穴位或相应部位。

❷ **虚掌拍法**：用虚掌（五指并拢，手指伸直，掌指关节微曲）拍打体表的部位。

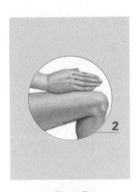

要领

◎ 腕关节放松，摆动灵活。

◎ 动作连续而有节奏，不可忽快忽慢。

◎ 指掌同时用力，避免抽拖的动作。

适用范围

　　拍法主要作用于背部、肩部、腰臀及下肢部位，具有舒筋活络、行气活血、解除痉挛等作用。

点 法

▶ 用指端或指间关节等突起部位，固定于体表某个部位或穴位上点压的一种手法。

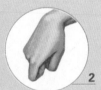

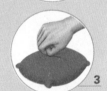

方法

❶ **拇指点法**：用拇指指端点按在施术部位的穴位上，拇指指端着力，点按时拇指与施术部位呈80°角。

❷ **屈食指点法**：用食指关节背侧面突起处点穴的方法。拇指指间关节屈曲，用拇指指间关节背侧面顶食指近端指间关节掌面，握拳伸腕，用食指近端指间关节背面突起处点按治疗穴位。

❸ **握拳点法**：握拳屈拇指，用拇指关节背面突起处点压的方法。

❹ **三指点法**：用三根手指并拢点按体表某部位的方法。

要领

◎ 垂直用力，逐渐加重。

◎ 操作时间宜短，点到为止。

◎ 忌用暴力。

适用范围

　　点法作用面积小，刺激大，可用于全身穴位，具有疏通经络、调理脏腑、活血止痛等作用。

擦 法

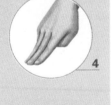

▶ 用手掌的大鱼际、小鱼际或手掌等部位附着在皮肤表面，做直线来回摩擦。

方法

❶ **大鱼际擦法**：手指并拢微屈成虚掌，用大鱼际及掌根部紧贴皮肤做直线来回摩擦，反复操作，以透热为度，用于四肢、腰骶部。

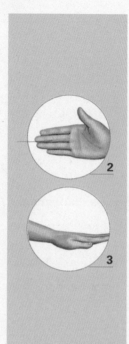

方法

❷ **小鱼际擦法**：手掌伸直，用小鱼际的尺侧部紧贴皮肤，做直线来回摩擦，反复操作，以透热为度。用于腰骶、四肢、脊柱两侧。

❸ **掌擦法**：手掌自然伸直，紧贴于皮肤，做直线来回摩擦，反复操作，以皮肤透热为度。用于胸腹部、四肢部、肩背部。

要领

◎ 腕关节伸直，使前臂与手接近相平。

◎ 紧贴体表。

◎ 推动幅度要大。

◎ 涂抹按摩油。

◎ 频率为每分钟100～120次。

适用范围

　　擦法是一种柔和温热的刺激，可用于身体各部，具有行气活血、温通经络、健脾和胃、消肿止痛等作用。

注意事项

❶ 按摩环境以空气流通，温度适中为宜。夏天气温太高不宜按摩；冬天按摩则要注意保暖，以防裸露部位受寒。

❷ 为了按摩顺利进行，取得良好的效果，按摩者的体位应便于操作，被按摩者的肌肉应充分放松。

❸ 在大怒、大喜、大恐、大悲时，或在饥饿、饱食、疲劳过度时，不要立即按摩。

❹ 按摩时，用力一定要均匀、柔和、持久、渗透，尤其是要渗透，因为力量只有渗透才能达到病所，起到治疗作用。

❺ 按摩手法和强度以被按摩者能耐受为度，开始时手法可稍轻，随后逐渐加重，结束时要和缓轻柔。

❻ 全身按摩时应注意操作方向。

❼ 按摩者的双手应保持清洁、温暖；指上不戴任何装饰品，以免损伤被按摩者的皮肤；指甲的长度与指端相齐为宜，指甲过长容易损伤皮肤，过短则点压穴位无力。

❽ 以下情形忌用穴位按摩：有痈疖、肿瘤的部位；骨折、骨裂、骨结核者；患有皮肤病者；骨质疏松或严重缺钙者；脑血栓、心脏病患者大型手术后；严重的高血压等循环系统疾病患者；妊娠妇女；脊髓型颈椎病患者。

→ 贴敷

▶ **穴位贴敷**：是一种将中药加工成不同形状的制剂，根据疾病属性，将配制好的药物剂型贴敷在某个或某组穴位、病变部位、特定部位上，通过药物对穴位的刺激、渗透和药理作用来调节机体，以治愈疾病的疗法。

贴敷方法

药水　将药物用温水浸泡30分钟，再用大火煮沸。当药液煮到原来药液的一半时，改用小火继续煮，同时将干净的软布或纱布浸入药液中，最后将软布或纱布轮换敷于特定穴位上即可。

药丸　将药物研成粉末，加入酒、醋或蛋清、蜂蜜等，揉成丸状，之后将药丸贴在穴位处，用医用胶布固定。

药膏　将药物研成细末，加入醋、酒或蜂蜜等，搅拌均匀，放在锅内加热，熬成膏状。最后将药膏直接粘在穴位上即可。

药泥　将新鲜草药直接捣碎成糊状，或将草药干品研成粉末，加入酒、醋、蛋清、蜂蜜等，调成糊状。之后将糊状物直接涂在穴位上，厚度要均匀。

药饼　将药物捣碎，放入适量面粉，加水和成面，再压成饼状，用锅蒸热，趁热贴在穴位上即可。

药粉　把药物研成粉末状，混合搅匀，然后装罐或瓶，放于阴凉处备用。使用时，将药粉用水或其他赋形剂如酒、醋、蜂蜜等调和成饼、团、丸等形状，放在医用胶布上，然后贴在穴位上即可。

注意事项

① 贴敷穴位前，可用酒精擦拭用药部位，以作消毒之用。

② 用药部位皮肤患有皮炎或皮肤破损者，不宜应用本疗法。

③ 皮肤过敏者不宜用此法。贴敷者，贴敷当天要避免吹电风扇，不要在空调房中久留。

④ 不可在同一部位长期连续用药，一般应备2组穴位交替使用，以防损伤皮肤。

⑤ 敷药前，要清洗贴敷部位。贴敷期间，若感到局部灼热、痛痒难忍，应马上停止贴敷。

⑥ 在贴敷期间，饮食要清淡，避免吃生冷、油腻、过咸、辛辣的食物。

→ 拔罐

▶ **穴位拔罐：**是以罐为工具，利用热力、挤压、抽吸等方法，排出罐中的空气以产生负压，使之吸附于皮肤，造成皮肤出现瘀血现象，以达到防病、治病目的的一种方法。拔罐在民间广为应用，有"针灸拔罐，病去一半"之说。

准备工作

家庭拔罐常选择使用竹筒罐、玻璃罐、抽气罐等。

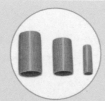
竹筒罐

玻璃罐

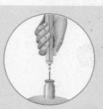
抽气罐

拔罐方法

留 罐　罐子拔上后，在治疗部位保留10～15分钟，直至皮肤潮红、充血或瘀血。留罐通常作用于一个或多个穴位，以及特定部位。

走 罐　先在要走罐的皮肤上或罐口涂抹一些润滑油脂，如凡士林等。罐子拔上后，用一只手或两只手抓住罐子，微微上提，推拉罐体在患者的皮肤上移动。走罐不是作用于一个穴位，而是作用于数个穴位、一部分或一段经络。

闪 罐　将已拔上的罐子迅速取下，然后再拔、再取下，如此反复多次。闪罐法多用于局部皮肤麻木、疼痛或功能减退等疾患。

注意事项

❶ 恶性肿瘤患者或久病身体极度虚弱者不宜拔罐。

❷ 精神失常、精神病发作期患者不可拔罐。

❸ 全身剧烈抽搐或狂躁不安者不宜拔罐。

❹ 肾衰、心衰、肝硬化腹水患者不宜拔罐。

❺ 患出血性疾病、凝血机制差、容易出血者不宜拔罐。

❻ 骨折、外伤、静脉曲张患者不宜拔罐。

❼ 过饱、过渴、醉酒、过饥、过劳者不宜拔罐。

❽ 皮肤破损溃烂者，皮肤严重过敏或患疥癣等皮肤传染病者，不宜拔罐。五官、前后二阴处不宜拔罐。孕妇不宜拔罐。

→ 艾灸

▶ **穴位艾灸**：就是通过艾灸人体穴位以疏通经脉、调节气血，从而排除病理因素，祛除病痛的一种疗法。

艾灸方法

将艾条一端点燃，然后对准施灸部位，距离为2～3厘米，以施灸部位出现红晕为度，一般每处灸3～5分钟即可，但一定要防止烫伤。

注意事项

施灸的程序一般是先阳后阴，即先灸上部，后灸下部；先灸背部，后灸腹部；先灸头身，后灸四肢。具体操作时，可结合病情因病制宜，灵活掌握。此外，凡颜面、眼区、重要器官、血管浅在部位、筋腱所在部位，以及妊娠期妇女的小腹部、腰尻部、乳头、阴部等均不宜施灸。

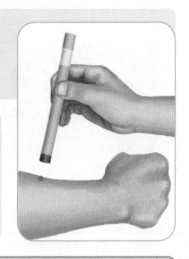

→ 其他简易刺激法

▶ 除了用手指或身体的其他部位对穴位进行刺激外，我们还可以利用身边的小东西来刺激穴位，下面的工具就非常有效。

使用牙签

将5或6支牙签用橡皮条绑好，以尖端部分连续扎刺穴位，如感觉刺激过强则改用圆头部分。运用此法，有近似于针刺疗法的效果。

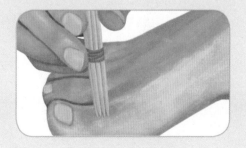

使用牙刷

此法主要针对体质虚弱和皮肤容易过敏的人，特别是小孩。他们往往受不了稍强的穴位刺激，故可用旧牙刷，以来回摩擦或圈状按摩的方式温和地刺激穴位。

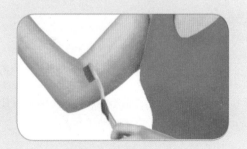

使用 圆珠笔

可以利用圆珠笔或铅笔等来代替手指刺激穴位。此法压住穴位部分的面积较小，需要实施者能较为精准地取穴。

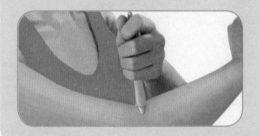

使用 吹风机

无法用艾条灸穴位时也可以用吹风机的暖风对准穴位吹，借以刺激穴位。这也是温灸法的一种，和普通艾灸有相似的效果。

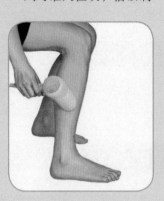

使用 米粒

在2厘米见方的胶布中间，放置1粒生米，然后贴在穴位上，这样可以给穴位长时间的微量刺激。在按摩后以此方式刺激穴位，可以增强其治疗效果。

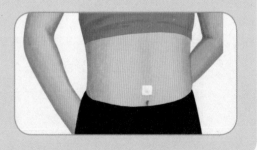

使用 球

脊椎两侧有很多重要穴位自己无法充分刺激，但是如果采取仰卧姿势，将软式棒球放在背部穴位处便可借助身体的重量和软式棒球的弹性较好地刺激穴位。而像高尔夫球那种硬球，比较适合用来刺激脚底穴位。坐在椅子上，将高尔夫球置于脚底并滚动它，这对刺激涌泉等穴位十分有效。

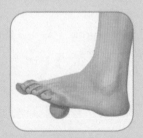

穴位疗法注意细节

▶▶ **刺激穴位时要呼气：**呼气时，人体肌肉松弛，此时刺激穴位不仅痛感少而且经络和穴位的传导效果佳、治疗效果好。吸气时，肌肉收缩而僵硬，此时经络和穴位的传导功能会逊色很多。

▶▶ **穴位治疗前勿吸烟：**在进行穴位治疗前抽烟，会影响治疗效果。香烟中含有的毒物多达百余种，其中以尼古丁的毒性最强。尼古丁进入人体后会造成交感神经紧张、血管收缩、血液循环不畅。

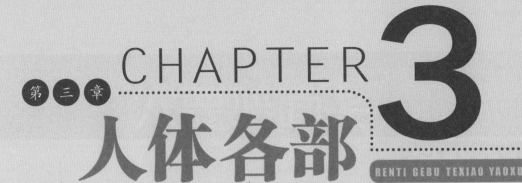

CHAPTER 3

第三章

人体各部

RENTI GEBU TEXIAO YAOXUE

特效要穴

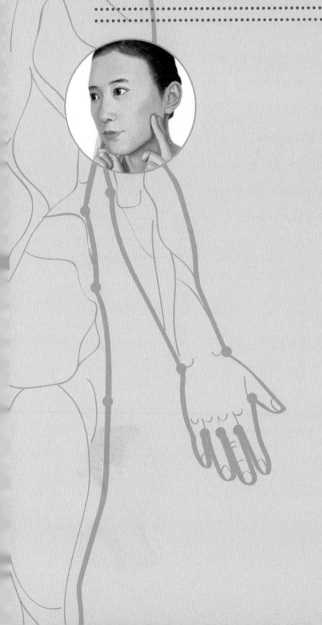

人体穴位多达数百个，被世界卫生组织（WHO）承认的就有361个。近代，研究者们在古人留下的穴位基础上还陆陆续续地发现了许多新穴位。每个穴位都是一味"良药"，能够有效调理其所在部位及邻近组织、脏器的病症。然而面对密布人体的穴位，人们难免会感到困惑，究竟哪一个穴位最适合自己，哪一个穴位的疗效最好呢？

有一些穴位由于作用范围特别广、疗效特别显著，早已受到先人们的重视，像前文提到的人体长寿大穴——足三里穴。其实，人体还有很多类似足三里穴的穴位，如能通调全身机能的百会穴，有双向良性调节作用的内关穴，可有效生发全身阳气的大椎穴等。

本章精选了八十多个对人体健康影响重大的特效穴位，并详细介绍了每个穴位的重要功效。有的时候，人们只需使用一个最合适的穴位，就能够"一招制敌"，消灭折磨身心的病痛和不适。

头面部要穴

→ 百会穴 　通调全身机能，有效缓解头痛

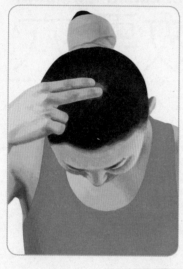

百会穴是缓解多种病痛的首选穴，医疗价值极高。

首先，百会穴位于头顶，头顶汇集了诸多经络，百会穴为各经脉气汇聚之所。"百会"即取"百脉之会，贯达全身"之意，因此百会穴可通达周身脉络经穴，调节全身机能。

其次，百会穴穴下深处为脑，故该穴是调节大脑功能的关键穴位。研究表明，适当刺激百会穴对大脑皮层中枢有良好的调节作用，可提高脑组织的含氧量及血流量，有效缓解头痛症状。

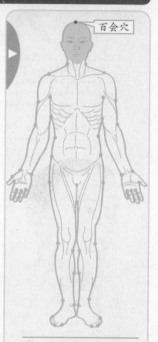

百会穴

注：● 处即所讲穴位

穴义	百，多；会，交会；穴处癫顶，为百脉之气汇聚之处，故得此名。此穴属督脉。
定位	当前发际正中直上5寸，或后发际直上7寸，或两耳尖连线与头顶正中线交点处。
简易取穴	正坐，双手拇指插入耳洞，其余四指垂直向上使双手中指在头顶会合，两指尖会合处即是。
功能	振奋阳气、清热开窍、健脑通络。
病症	头痛、精神不振、高血压、中风、脱发等。

贴心提示 ▼▼▼

TIPS

早晨用梳子从前额向后梳头20遍，能有效刺激百会穴，促进头皮血液循环，让人精神饱满地开始一天生活。

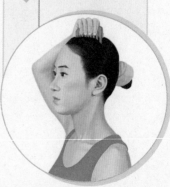

→ 印堂穴 消除精神疲乏，反映健康状况

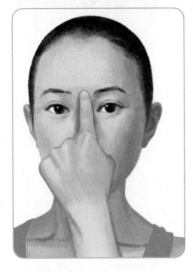

印堂穴为面部黄金点，能有效帮助治疗头面部疾患。

首先，印堂穴是经外奇穴，位于督脉经气循行处。督脉总督人体一身之阳经，而印堂穴则具有推动督脉气血运行、振奋阳经之气的功效。因此适当刺激印堂穴能够恢复大脑活力，消除精神疲乏，缓解头晕头痛。现代医学研究也证明，印堂穴确实对改善大脑机能有着显著效果。

其次，印堂穴是人体气血充盛的表象。印堂发黑的人通常气瘀血滞、精力不够旺盛；印堂发亮的人，则气血充沛，身体状况较好。

此外，对于晕车（船）的人来说，适当刺激印堂穴，能疏理气机、健脾和胃、升清降浊，有效预防晕车（船）。

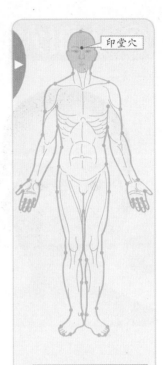

注：● 处即所讲穴位

穴义	印，图章；堂，庭堂。此穴属经外奇穴。
定位	在额部，当两眉头间连线与前正中线之交点处。指尖按压有酸胀感。
简易取穴	取穴时，可以采用正坐或仰靠、仰卧姿势，两眉头连一横线，在横线的中点处，即为印堂穴。
功能	健脑醒神、安神定志、明目开窍。
病症	头晕、头痛、精神疲乏、失眠、鼻塞、目眩、感冒、发热。

TIPS

贴心提示 ▼ ▼ ▼

感冒、头痛时，用小勺在印堂穴处上下刮几下，直至微红，能有效缓解不适症状。

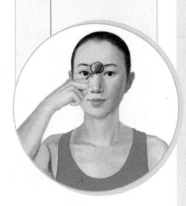

→ 太阳穴

消除大脑疲劳，缓解眼部不适

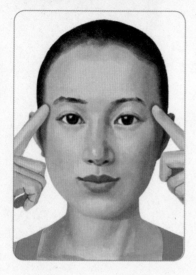

太阳穴是人体头部的重要穴位，是改善头痛、眼疾等症的有效穴位。

首先，我国古代典籍《达摩秘方》中将按揉太阳穴列为"回春法"，认为常用此法可使大脑青春常在。人们长时间连续用脑后，太阳穴常会出现重压或胀痛感，这就是大脑疲劳的信号。这时按摩可给大脑以良性刺激，能够解除疲劳、振奋精神、止痛醒脑，并且能让注意力保持集中。

其次，太阳穴位于三叉神经和睫状神经节的交汇处，对改善眼疾效果显著。适当刺激该穴，可以调整流行性结膜炎引起的血象异常现象，加快角膜溃疡穿孔的愈合，并促进角膜近期瘢痕的吸收、缩小。

此外，适当刺激太阳穴还可改善中枢神经的供血状况，增强机体免疫力。

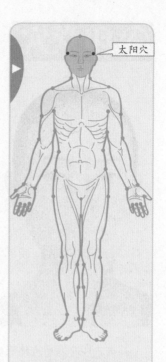

太阳穴

注：● 处即所讲穴位

穴义 !!	太，高、大、极、最之意；阳，阴阳之阳。此穴为经外奇穴。
定位 ⊙	在颞部，眉梢与外眼角之间向后移1寸凹陷处。用指尖按压有酸胀感，重按较痛。
简易取穴	正坐或仰卧、仰靠，头部侧面处眉梢和外眼角中间向后一横指凹陷处，即为太阳穴。
功能	醒脑明目、祛风镇痛。
病症 ◎	精神疲劳、神经衰弱、视神经萎缩、头痛、头晕、失眠等。

贴心提示 ▼▼▼

TIPS

头痛时，将薄荷、风油精等涂在太阳穴处，可缓解头痛症状。

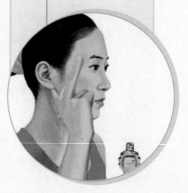

→ 攒竹穴　消除眼睛疲劳，缓解假性近视

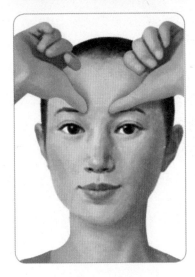

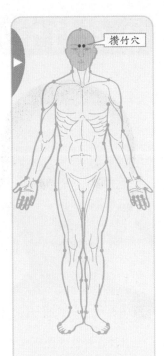

注：● 处即所讲穴位

攒竹穴历来是缓解眼部疾患的常用穴之一。

首先，攒竹穴位于眼周。刺激该穴，可调整头、眼部血液循环，有效缓解因长时间紧张工作、用眼过度、饮酒过量等引起的眼部疲劳症状，如干涩、眼花等。

其次，适当刺激攒竹穴还可使眼内气血通畅，改善神经营养，消除睫状肌紧张或痉挛，从而帮助治疗假性近视。

此外，攒竹穴是足太阳膀胱经上的重要穴位，足太阳膀胱经的排毒功效也适用于攒竹穴。适当刺激攒竹穴，还可排除体内毒素，缓解脸部及身体浮肿，加速血液循环，提升肤色。而精神紧张、头晕、目眩时，按揉攒竹穴也可有效缓解不适症状。

穴义	攒，簇聚，聚集；竹，竹子；此穴位于眉间，眉毛似竹，故名攒竹。此穴属足太阳膀胱经。
定位	在眉头内侧端点处。
简易取穴	采用正坐或仰卧的姿势，眉毛内侧边缘凹陷处即为攒竹穴。
功能	散郁止痛、益气明目、清热消肿。
病症	眼睛疲劳、假性近视、头痛、头晕、目眩、结膜炎、视物不清等。

TIPS

贴心提示 ▼▼▼

手指按住攒竹穴，顺着眉形推向眉尾，不但可缓解眼睛疲劳、头晕、头痛等多种症状，还可有效延缓额头纹的生成。

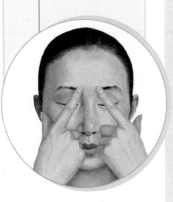

→ 丝竹空穴 | 缓解头目不适，保健身体

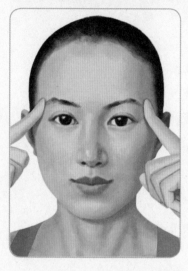

丝竹空穴是古今文献记载缓解头目不适的重要穴位之一。

首先，丝竹空穴位于眉梢，穴下有眼轮匝肌，因此它与眼睑和眼的关系非常密切。现代研究表明，适当刺激此穴可以促进眼部血液循环，改善细胞代谢功能，对消除眼周皱纹、黑眼圈等眼部问题效果甚好。此外，刺激此穴还可快速消除眼睛疲劳，达到明目清脑的效果。

其次，丝竹空穴乃手少阳三焦经之末穴，与足少阳胆经相交接，为手足少阳脉气所发之处。三焦经不仅管理全身气的运行、变通、转化，还是体内各种水液运行的通道。因此，经常按摩此穴，具有很好的保健作用。

此外，现代研究认为丝竹空穴对缓解面瘫、癫狂症状也有一定效果。

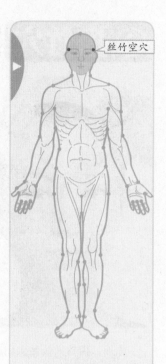

丝竹空穴

注：● 处即所讲穴位

穴义	丝竹，眉毛像丝竹；空，孔窍；该穴位于眉毛外端的凹陷处，故得此名。此穴属手少阳三焦经。
定位	眉梢处的凹陷处。
简易取穴	采用坐位或站位，丝竹空穴位于面部，眉毛外侧缘眉梢下陷点。
功能	消肿清热、散郁止痛、涤痰息风。
病症	眼周皱纹、视力疲劳、头痛、目赤肿痛、眼睑跳动、癫痫、牙痛等。

TIPS

贴心提示 ▼▼▼

在指压该穴前，用热毛巾敷在眼部，5分钟以后再进行指压，效果会更佳。

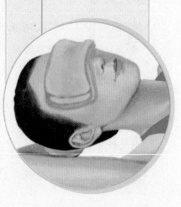

→ 耳门穴　缓解耳聋、耳鸣等症状

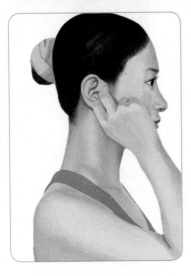

耳门穴是缓解多种耳疾的特效穴位之一。

耳门穴位于耳部边缘，穴下有耳颞神经，颞浅动、静脉。刺激耳门穴可清窍开利，促进耳部血液循环和营养代谢，有利于预防并缓解耳鸣、耳聋等多种耳部疾患。耳门穴附近有听宫、听会穴，中医临床诊疗时，一般针刺这3个穴位治疗耳聋、耳鸣。而现代医学研究也表明，适当刺激耳门穴，对改善链霉素中毒性耳聋有一定效果。平时，人们可将两手同时紧压左右耳门穴，以出现酸胀感为度，持续5～6分钟，此法对保护听力大有裨益。

此外，适当刺激耳门穴还可松弛口腔部肌肉，预防口周肌肉痉挛；使人体凝血时间缩短，有效止血；对改善头痛、头晕等症也有一定效果。

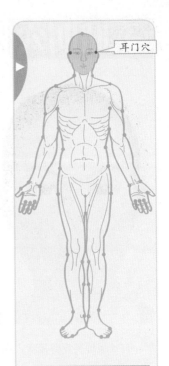

注：● 处即所讲穴位

穴义	耳，耳朵；门，门户；穴当耳前，犹如门户，故得此名。此穴属手少阳三焦经。
定位	位于面部，当耳屏上切迹的前方，下颌骨髁状突后缘，张口有凹陷处。
简易取穴	耳屏（耳前突起）前方，张口凹陷处，即为耳门穴。
功能	清热止痛、祛风通络、降浊升清。
病症	耳聋、耳鸣、中耳炎、牙痛、颈颌痛、下颌关节炎、口周肌肉痉挛等。

 TIPS

贴心提示▼▼▼

按压耳门的同时用双手的中指和食指叩击后脑，有醒脑开窍的功效。

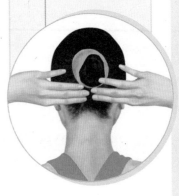

→ 睛明穴　明目，缓解眼睛疲劳

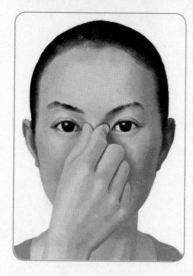

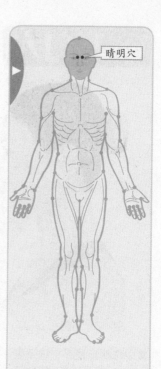

睛明穴是养护眼睛时最常用的穴位，医疗价值极高。

首先，睛明穴是足太阳膀胱经的第一穴，气血能及时供给眼睛，眼睛受血而能视，因此它具有明目的功效。

其次，睛明穴位于眶内缘睑内侧韧带中，深部为眼内直肌，因此该穴历来是人们缓解视力疲劳的必按之穴。适当刺激睛明穴可保持眼部气血通畅，对眼睛周边组织起到放松作用，能缓解睫状肌的痉挛，有效缓解视疲劳症状。现代医学研究也证实，刺激睛明、攒竹等穴，可以明显地缓解眼部疲劳、充血和眼睛模糊不清等症状。

此外，适当刺激睛明穴还可改善脑部血液循环，有效缓解偏头痛。而对于顽固性打嗝患者而言，稍稍重力按压睛明穴还能快速止嗝。

注：● 处即所讲穴位

穴义	睛，眼睛；明，明亮；该穴主治眼部疾患，故得此名。此穴属足太阳膀胱经，是足太阳膀胱经、足阳明胃经、阴跷脉、阳跷脉的交会穴。
定位	在面部，内眼角稍上方紧贴眼球处。如果按揉，会从鼻子至眼睛内部产生一丝抽痛感。
简易取穴	采用正坐或仰卧的姿势，找到眼睛的内眼角，内眼角稍上方的凹陷处即为睛明穴。
功能	降温除浊、疏风清热。
病症	眼睛疲劳、目赤肿痛、目眩、夜盲、近视、迎风流泪、偏头痛、顽固性打嗝等。

TIPS

贴心提示 ▼▼▼

用指尖轻轻反复按压睛明穴，然后沿着下眼睑来回按摩，不但护眼养眼，还能消除眼周皱纹。

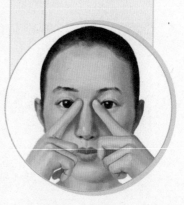

→ 迎香穴 补气开胃，缓解急慢性鼻炎

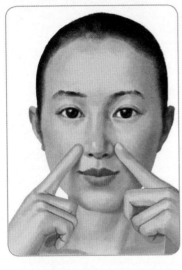

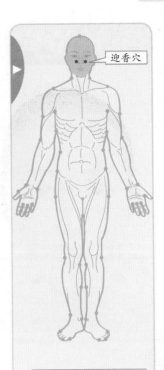

迎香穴

注：● 处即所讲穴位

迎香穴是缓解鼻部疾病的常用穴。

首先，大肠经上行的阳气和胃经下行的浊气在此相交会。因此，迎香穴可交换大肠经与胃经之间的气。适当刺激迎香穴，有补气开胃之功效。

其次，针灸歌云："不闻香臭取迎香。"即鼻子出了问题闻不着香臭味，刺激迎香穴即可。临床研究表明，适当刺激迎香穴可增强大肠和肺的功能，促进鼻部血液循环，对缓解各种鼻部疾病，特别是急、慢性鼻炎疗效颇佳。

此外，迎香穴位处血管、面神经丰富的三角区，经常点按，还可改善面部血色，使面色暗黄的现象好转；而阑尾炎疼痛、头痛、眼睛痛、牙痛等症状也可通过点按迎香穴缓解；排便不畅时点按迎香穴甚至还可有效通便。

TIPS

贴心提示 ▼▼▼

洗脸时用热水和冷水交替刺激迎香穴，对缓解感冒、鼻塞等症，效果显著。

穴义	迎，迎接；香，香气；此穴主治鼻塞不闻香味，适当加以刺激后即可使人恢复嗅觉，故得此名。此穴属手阳明大肠经，是手阳明大肠经、足阳明胃经的交会穴。
定位	位于鼻翼两侧0.5寸处，当鼻唇沟的中间。
简易取穴	采用正坐或仰卧姿势，平翼外缘中点旁，当鼻唇沟处即为迎香穴。
功能	祛风止痉、通经活络、宣通鼻窍。
病症	鼻炎、鼻塞、鼻窦炎、流鼻水、鼻息肉、面痒、头痛、牙痛、眼睛痛、便秘等病症。

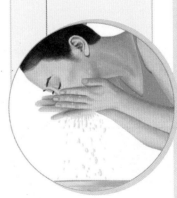

→ 承泣穴　缓解白内障、近视等眼疾

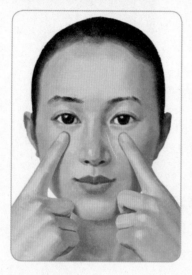

承泣穴历来是改善眼疾的主要穴位之一。

承泣穴在眼眶下缘上方，眼轮匝肌中，深层眶内有眼球下直肌、下斜肌。适当刺激承泣穴，可以使眼周皮肤的血液循环加快，从而改善局部新陈代谢，促进导致人体衰老的氧自由基的排出，延缓白内障的发展。现代医学研究表明，常常刺激承泣穴，对缓解近视、夜盲等眼部疾病，以及消除眼睛疲劳都有很好的效果。

此外，承泣穴主要负责将体内胃经中的营养物质输送到面部及任脉、阳跷脉。因此，刺激承泣穴还能提高胃部机能。由于胃病是导致眼袋下垂的重要原因，故此法还可有效缓解眼袋松弛现象。

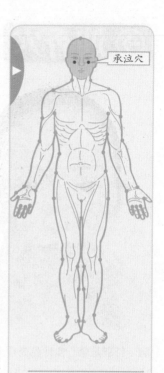

承泣穴

注：● 处即所讲穴位

穴义	承，承受；泣，泪水；此穴位于目下，主治容易引起流泪的各种眼疾，故得此名。此穴属足阳明胃经，是足阳明胃经、阳跷脉、任脉的交会穴。
定位	位于面部，瞳孔直下，当眼球与眶下缘之间。
简易取穴	采用正坐或仰靠、仰卧的姿势，双眼朝前看，取眼睛黑睛中点垂直向下，定义为y轴，眼眶下缘线定义为x轴，两轴相交点即是承泣穴。
功能	清热解毒、通经活络。
病症	白内障、近视、斜视、角膜炎、夜盲、视神经萎缩、眼疲劳、眼袋等病症。

TIPS

贴心提示 ▼▼▼▼

除了指压承泣穴可以缓解眼部疾病外，洗脸时向盆中滴些精油熏蒸眼睛，也可起到缓解眼部疾病的作用。

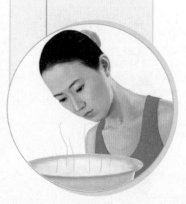

→ 颧髎穴　让肌肤充满弹性和光泽

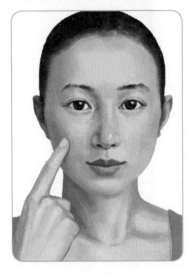

颧髎穴自古以来一直是美容的常用穴位。

颧髎穴穴下有面神经分布，适当刺激颧髎穴能够促进面部血液循环，延缓脸部肌肉的松弛下垂以及脸部皱纹的出现，甚至还能使松弛的面部肌肉稍稍紧绷，使已经形成的皱纹稍稍平复。因此，平时常常按揉颧髎穴能让人面色更好，令肌肤充满弹性和光泽，对消除脸部赘肉、塑造完美脸型也有一定的效果。

此外，现代研究表明，刺激颧髎穴、翳风穴、合谷穴有清热镇痛的作用，对缓解三叉神经痛有明显效果；刺激颧髎穴、肝俞穴、太冲穴，可舒肝解痉、止痛，对缓解面肌痉挛有显著效果；而单独刺激颧髎穴对缓解急、慢性鼻炎症状也有一定的效果。

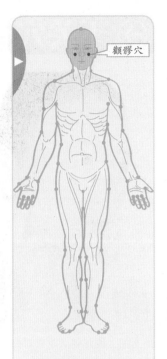

颧髎穴

注：● 处即所讲穴位

穴义 !!	颧，颧骨；髎，骨隙；该穴位于颧骨下凹陷处，故得此名。此穴属手太阳小肠经，是手太阳小肠经和手少阳三焦经的交会穴。
定位	外眼角视线下方，颧骨下缘凹陷处。用手指向上推压时感觉疼痛。
简易取穴	采用坐位或站位，颧髎穴位于外眼角直下的颧骨下缘凹陷处。
功能	祛风止痉、消肿止痛、通经活络。
病症 ◎	眼角皱纹、额头横纹、口眼歪斜、面痛、齿痛、颊肿、面神经麻痹、面肌痉挛、三叉神经痛等。

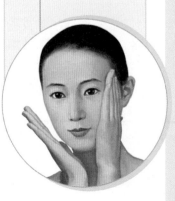

→ 下关穴　缓解牙痛、三叉神经痛

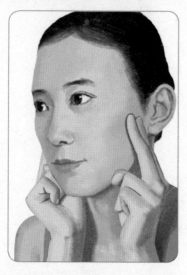

下关穴在中医临床上的应用十分广泛，具有消肿止痛、聪耳通络的作用。

首先，下关穴正当面部下颌关节处，皮下有腮腺，且它属足阳明胃经的面部经穴，又与足少阳胆经、足太阳膀胱经等交会。因此，适当刺激下关穴可清泻三经火热，疏通经络，消肿止痛，对于多种原因导致的齿痛、面痛均有一定的缓解作用。

其次，现代研究表明，下关穴皮肤深层由三叉神经第三支的分支翼外肌神经支配，因此刺激此穴对抑制三叉神经痛也有特效。

此外，适当刺激下关穴还可以促进面部皮肤、肌肉的血液循环和新陈代谢，从而有效改善皮肤组织的营养状态，延缓皱纹的出现。

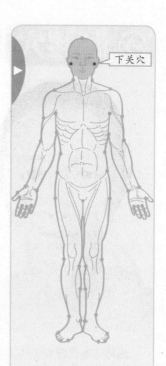

下关穴

注：● 处即所讲穴位

穴义	下，下方；关，关界、关卡、机关；此穴位于下颌关节处，故得此名。此穴属足阳明胃经，是足阳明胃经、足少阳胆经的交会穴。
定位	位于头部侧面，耳前一横指，颧弓下陷处。
简易取穴	采用正坐或仰卧、仰靠的姿势，沿着面部中央隆起的颧骨向耳朵方向移动，可找到颧弓下陷处，张口时会发现有个骨头移过来，闭口时即可在此处取穴。
功能	消肿止痛、疏风清热、通关利窍。
病症	齿痛、面神经麻痹、三叉神经痛、眩晕、颊肿等。

TIPS

贴心提示 ▼ ▼ ▼

双手握拳，从下巴正中处往两边耳垂处的下关穴推，以有酸胀感为宜，持续3分钟。此法对瘦脸有良效。

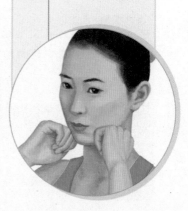

→ 颊车穴　消除牙痛，调节气色

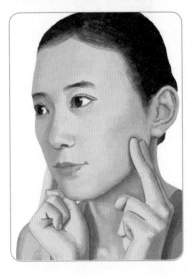

颊车穴是人体面部的重要穴位，它消除牙痛和美容的功效非常显著。

颊车穴在下颌角前方，位于血管、面神经密布的三角区，穴下有咬肌以及咬肌神经。适当刺激此穴，能有效消除牙痛，牙龈疼痛，面颊、下颌等部位的浮肿，脸面部炎症、感染以及耳聋等病症。经常按摩颊车穴还可促进面部血液循环，养颜祛斑，从而调节面部气色，还可放松咬肌，修饰脸型。

此外，组织学检查发现，适当刺激颊车穴可缓解甲亢所致的不适症状；而颊车穴配合下关、阳白、合谷穴一同使用，还对缓解三叉神经痛有显著功效。

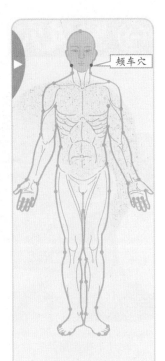

注：● 处即所讲穴位

穴义	颊，颊部；车，车轮，指牙车，即下颌骨；该穴位于脸颊部下颌骨处，故得此名。此穴属足阳明胃经。
定位	面颊部，下颌骨前上方约一横指，咀嚼时咬肌隆起，按之凹陷处。
简易取穴	正坐或仰卧，咬牙时，在面颊部有一绷紧隆起的肌肉最高点，按之放松，即为颊车穴。
功能	息风止痉、通经活络。
病症	牙痛、颊肿、面神经麻痹、颜面神经炎、耳聋、视物不清、三叉神经痛、腮腺炎、甲亢等。

TIPS

贴心提示 ▼▼▼

在洗脸时，可用手轻拍颊车穴及其周围，有非常好的美容功效。

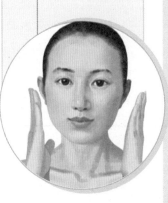

→ 翳风穴　缓解偏头痛和耳部疾患

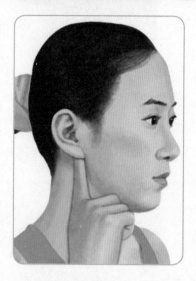

翳风穴是缓解面部、耳部疾病的重要穴位，也是临床常用穴之一。

首先，翳风穴穴下有着丰富的神经血管，适当地刺激翳风穴能起到活血、祛风、通络的作用，可以调整大脑皮质功能，对缓解面神经麻痹、面肌痉挛有显著效果。

其次，该穴是三焦经分布在耳部的穴位，因此对缓解耳部疾患也具有很好的效果。

此外，指压翳风穴，可提神醒脑，消除精神疲劳，对偏头痛、腮腺炎等有一定的缓解作用；而对于打嗝患者，适当刺激翳风穴可使其处于抑制状态的迷走神经变得兴奋，从而抑制膈肌的异常兴奋，缓解膈肌痉挛，从而发挥止嗝作用。

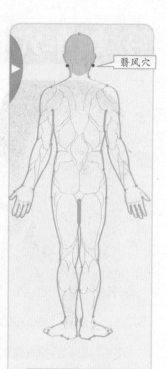

翳风穴

注：● 处即所讲穴位

穴义	翳，华盖，用作遮蔽；穴在风池之前耳根部，为耳垂所掩蔽，故得此名。此穴属手少阳三焦经，是手少阳三焦经和足少阳胆经的交会穴。
定位	位于耳垂后方，当乳突与下颌角之间的凹陷处。
简易取穴	正坐或者仰卧，头部偏向一侧，将耳垂下压，其所覆盖范围中的凹陷处，即为翳风穴。
功能	益气补阳、豁痰开窍、清热泻火、祛风通络。
病症	面神经麻痹、面肌痉挛、口眼歪斜、颊肿、耳鸣、耳聋、中耳炎、腮腺炎、呃逆。

TIPS

贴心提示 ▼▼▼▼

找不到翳风穴没有关系，可以用双手食指将两侧耳垂向下压。这样不但能刺激到翳风穴，还能同时刺激耳垂上的穴位。

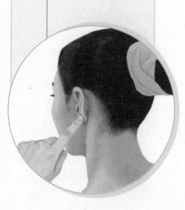

→ 风池穴 　赶走中风、感冒等"风疾"

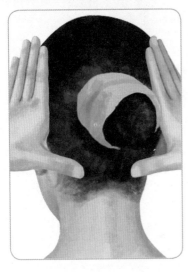

风池穴是足少阳胆经上的重要穴位之一，也是去除"风疾"的要穴。

"风邪"有两种，一种是"内风"，多由"肝阳上亢""肝风内动"所致，可使人突然晕倒，导致中风、偏瘫等病；一种是"外风"，指从外部侵入人体的风邪，可导致人患感冒等病。风池穴被称为体表的"感风之所，治风之穴"。适当刺激风池穴，具有增强人体正气、祛风散寒、宣肺解表、宣通鼻窍的功效。现代研究表明，刺激百会、太冲、人中、足三里等穴，不仅对中风具有一定的治疗效果；对感冒也有显著疗效。

此外，适当刺激风池穴还可改善颈、脑部的血液循环和血氧供应，消除颈部肌肉紧张，有效缓解因颈椎病导致的头晕、颈肩酸痛等不适症状。

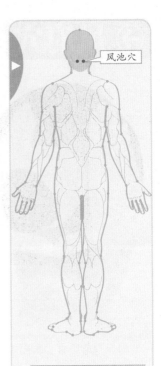

风池穴

注：● 处即所讲穴位

穴义 !!	风，风邪；池，水池；该穴为感风之所，故得此名。此穴属足少阳胆经，是手少阳三焦经、足少阳胆经与阳维脉交会的部位。
定位	项部，枕骨下，入发际1寸，胸锁乳突肌与斜方肌上端之间的凹陷处。
简易取穴	正坐，头略低，后脑两条大筋外侧凹陷处即为风池穴。
功能	祛风解表、清头明目、通脑活络。
病症 ◎	感冒，咳嗽，发热恶寒，鼻塞，牙痛，中风导致的口眼歪斜，颈椎病导致的头痛、颈肩酸痛等。

 TIPS

贴心提示 ▼▼▼

感冒时，喝碗姜汤，再配合按摩风池穴，对缓解感冒症状有特效。

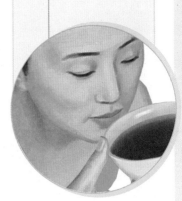

→ 风府穴　保护大脑，缓解脑血管疾病

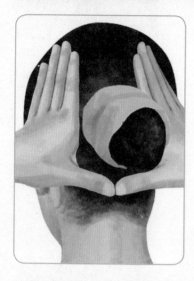

风府穴为人体督脉上的重要穴道之一，具有显著的医疗价值。

风府穴在项韧带和项肌中，深部为环枕后膜和小脑延髓池。适当刺激此穴，具有改善脑组织功能、保护大脑、缓解脑血管疾病的作用。现代科学研究表明，适当刺激风府、哑门穴，可有效缓解脑出血，促进脑出血病人脑部血块的溶解、吸收，加快血块周围水肿的消失。

此外，适当刺激风府穴还对因外感风邪而导致的感冒、头痛、头晕等症状有很好的效果；平时常按摩风府穴还能增强机体免疫力，降低感冒的发病率；上班族也可以常按揉风府穴，以开窍醒脑、振奋精神。临床试验表明，适当刺激风府、昆仑等穴，还可以镇静止动，对缓解癫狂、多言等症具有一定疗效。

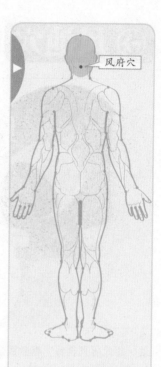

风府穴

注：● 处即所讲穴位

穴义	风，风邪；府，府宅；此穴为风邪侵袭和聚集的部位，故得此名。此穴属督脉，是督脉和阳维脉的交会穴。
定位	位于项部，当后发际正中直上1寸，枕外隆凸直下，两侧斜方肌之间凹陷处。
简易取穴	采用俯伏、俯卧或正坐的取穴姿势，沿着身体脊柱直上，入后发际上一横指处，即为风府穴。
功能	平肝息风、清热消肿、清音利嗓、安神定志。
病症	脑血管疾病、鼻出血、感冒、头痛、头晕、失音、中风、癫狂、眩晕、颈项强强僵硬、咽喉肿痛等。

TIPS

贴心提示 ▼

对于找不准穴位的上班族而言，刺激风府穴最好的方法就是"枕脖"，十指环扣颈后，头后枕。此法能有效缓解过于紧张的颈肩肌肉，预防颈椎病。

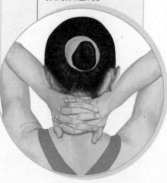

→ 天柱穴　快速消头痛，缓解眼部疲劳

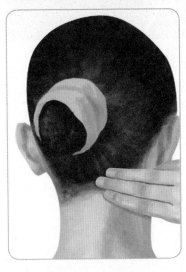

天柱穴是膀胱经上的重要穴位，是缓解头部、颈部、脊椎以及神经类疾病的重要穴位之一。

首先，天柱穴位于头部血管和神经通路的关卡处，适当刺激此穴可调节人体血液循环和自律神经，调节头部、颈椎与背部机能，有效消除头痛、颈肩酸痛等症状。

其次，因用眼过度而出现两目干涩、视物模糊时，也可闭目点按天柱穴。此法可促进头部血液循环，提高血液含氧量，为眼睛和大脑提供充足的气血，达到缓解视力疲劳的效果。

此外，天柱穴处的气血乃汇聚了足太阳膀胱经背部各俞穴上行的阳气所成的，其气强劲，常常按揉天柱穴能振奋人体阳气，从而有效提高机体免疫力。

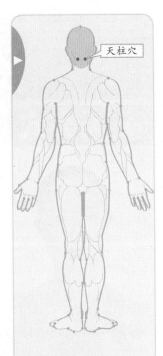

注：● 处即所讲穴位

穴义	天，指此穴位于头部或上部；柱，穴处筋肉隆起似柱。此穴属足太阳膀胱经。
定位	位于后发际正中旁开1.3寸处。
简易取穴	坐位，后头骨正下方凹处，即颈脖处有一块突起的肌肉，此肌肉外侧凹处，即为天柱穴。
功能	化气壮阳、清热消肿、散郁止痛、通窍活络。
病症	头痛、鼻塞、咽喉肿痛、颈项牵强僵硬、肩背痛、颈椎酸痛、落枕、目眩、头痛、眼睛疲劳等。

 TIPS

贴心提示 ▼▼▼

日常生活中，闲时可用手掌拍后颈部，对天柱穴有一定的刺激效果。

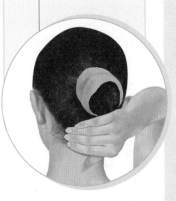

颈胸腹部要穴

→ 天突穴　缓解呼吸衰竭、支气管哮喘症状

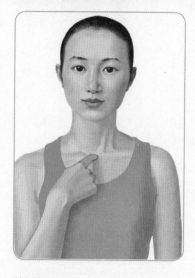

天突穴是临床治疗呼吸系统疾病症状的常用穴位。

天突穴位于气管上端，内与肺部系统呼应，外通气窍，是人体气息出入的要塞。适当刺激此穴，可宣肺平喘、清音利痰。天突穴配合定喘、鱼际等穴使用，对支气管平滑肌有调整作用，可缓解支气管哮喘。

此外，天突穴配气舍、合谷穴，对甲亢有一定的治疗效果，可使甲状腺缩小，并缓解甲亢带来的种种不适症状。

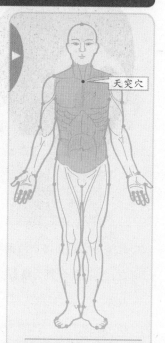

天突穴

注：● 处即所讲穴位

 TIPS

指压此穴时，喉咙会很难受，故最好先垫上毛巾或手帕，再进行按摩。

贴心提示▼▼▼

穴义	天，位置高；突，灶突、烟囱；此穴位于胸骨柄上，喉结之下，位置较高，且任脉气血在此突行上走头面，故得此名。此穴属任脉，是任脉和阴维脉的交会穴。
定位	位于人体颈部前正中线上，两锁骨中间，胸骨上窝中央。
简易取穴	采用仰靠坐位的姿势，沿着胸前正中线，两锁骨中间、胸骨上窝中央即是。
功能	宣通肺气、消痰止咳、清热消肿。
病症	呼吸衰竭、咳嗽、咽喉炎、扁桃体炎、支气管炎、支气管哮喘、支气管扩张、肺炎、甲亢等。

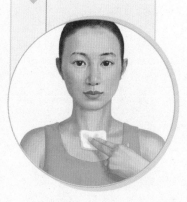

→ 膻中穴　增强免疫力，治疗呼吸系统疾病

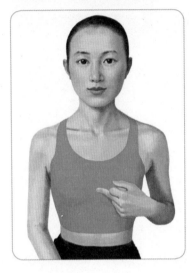

膻中穴具有调理人体气机之功能，可用于一切气机不畅之病变。

首先，膻中穴在两乳之间，穴下有乳房内动、静脉的前穿支。刺激该穴可刺激胸腺，而胸腺培养的各种T细胞在细胞免疫功能中起重要作用，故此法有增强人体免疫力的功效。

其次，膻中穴为八会穴中的"气会"，具有补气调气的功效，适当刺激膻中穴可缓解各种关于"气"的疾病。

现代医学研究也证实，按揉膻中穴可调节神经功能、松弛平滑肌、调节冠状血管及消化道内腔，缓解各种呼吸系统疾病。

此外，适当刺激膻中穴还可促进心血管健康，能缓解冠心病、心肌梗死等症。

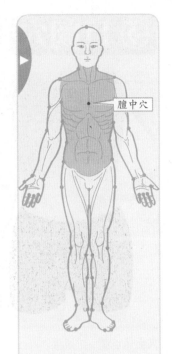

膻中穴

注：● 处即所讲穴位

穴义 !!	膻，袒露；中，中间。此穴因处于胸部的中间部位而得名。此穴属任脉，是八会穴之一，手厥阴心包经的募穴。
定位	在胸部，当前正中线上，平第四肋间隙，两乳头连线的中点。
简易取穴 ›	正坐或仰卧，胸部前正中线上两乳头之间的中点。女性乳房下垂者，可找胸骨柄中央处。
功能	理气降逆、止咳平喘、安心定悸。
病症 ◎	咳嗽、感冒等呼吸系统疾病，冠心病，心肌梗死，胸部疼痛，心悸，乳腺炎，缺乳症等。

TIPS

贴心提示 ▼ ▼ ▼

冠心病患者可艾灸膻中穴，灸至局部皮肤潮红，有热气透到胸内为佳。每天早晚各一次，每次15～20分钟。

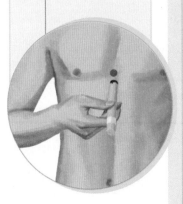

→ 巨阙穴 缓解高血压及胃下垂症状

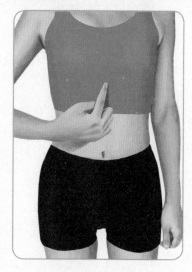

巨阙穴是有效缓解心脏疾患的重要穴位。

首先，巨阙穴属任脉，是心的募穴，与心脏的活动密切相关，对心脏功能有调节作用。用手掌按压巨阙穴，可起到安定精神、稳定血压的作用。日常生活中高血压患者产生紧张、心烦、发怒等激动情绪时，可用双手重叠按压于巨阙穴处，以维持血压的稳定；每天坚持按压巨阙、膻中穴2～3分钟，对控制高血压也有一定效果。

其次，按揉巨阙穴可促进胃张力，使胃下垂度好转，有效缓解胃下垂。

此外，临床试验发现，适当刺激巨阙穴对缓解心慌、心悸、失眠、健忘、癫狂等病症也有一定功效。

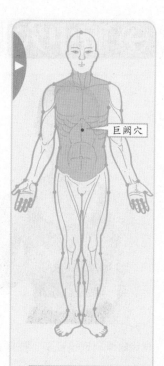

巨阙穴

注：● 处即所讲穴位

穴义	巨，大；阙，缺也；胸腹上部的湿热水气在此四陷部位聚集，既不能升又不能降，本穴就像一个"虚位以待"的缺口，聚集着外部水气，故得此名。此穴属任脉，是心之募穴。
定位	在上腹部，前正中线上，当脐上6寸。
简易取穴	采用仰卧的姿势，腹部中部，左右肋骨相交之处，再向下二指宽处即是。
功能	理气宽中、养血安神、活血化瘀。
病症	血压异常、心慌、心悸、心痛、心烦、健忘、失眠、癫痫、腹胀、胃下垂、黄疸、泄利等。

 贴心提示

TIPS

晚上躺在床上休息时，可用中指的指腹反复按揉巨阙穴，此法可防治胸闷。

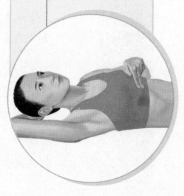

→ 中脘穴

调节肠胃功能，减轻胃病

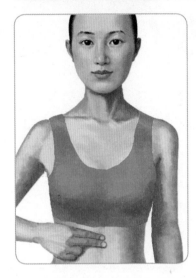

中脘穴是治疗消化道疾病的最常用穴位之一。

该穴为四条经脉的汇聚处，是人体八会穴之"腑会"，同时又是胃的募穴，居胃幽门处，是保护胃腑的一个重要穴位。本穴气血直接作用于胃腑，可直接调控胃腑气血的阴阳虚实。刺激此穴，对胃肠功能有调整作用，可以起到健脾和胃、补中益气的功效，对缓解胃痛、消化不良和胃下垂有显著疗效。

此外，现代研究表明，刺激中脘、百会、足三里、神门等穴，可缓解失眠；刺激中脘、肝俞、太冲、三阴交、公孙等穴，对十二指肠溃疡具有一定疗效；艾灸中脘穴，还可使巨噬细胞的吞噬活性增强，从而提高机体免疫能力。

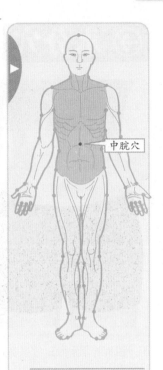

中脘穴

注：● 处即所讲穴位

穴义	中，中间；脘，胃脘；穴居胃的中部，故得此名。此穴属任脉，是任脉和手太阳小肠经、手少阳三焦经、足阳明胃经的交会穴，八会穴之一，胃之募穴。
定位	上腹部，在前正中线上，脐上4寸。
简易取穴	采用仰卧的姿势，自肚脐向上量取4寸处即是。
功能	和胃健脾、降逆利水、清热利湿、安神定志。
病症	胃痛、胃下垂、十二指肠溃疡、消化不良、食欲不振、便秘、哮喘、头痛、失眠、神经衰弱等。

TIPS

贴心提示 ▼ ▼ ▼

胃部难受时，用筷子或笔的一端压中脘穴8次左右，即可缓解疼痛。

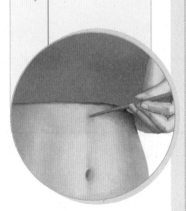

→ 水分穴 促进水液代谢，消除浮肿

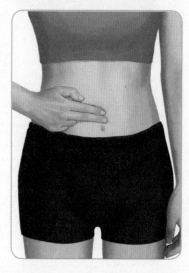

水分穴属任脉，被广泛用于缓解水液代谢障碍所致各种病症，是人体活血消肿的常用穴。

中医认为，水分穴具有健脾、补肾、利水、化湿的功能，适当加以刺激可提高人体水液代谢速度，有效消除水肿、鼓胀、泄泻等病症。现代临床研究表明，适当刺激水分、气海穴有行气利水的作用，主治气滞水肿；适当刺激水分、三阴交、脾俞穴，有健脾利水的作用，缓解脾虚水肿；适当刺激水分、三阴交、足三里穴，有健脾和胃、活血祛瘀、益气行水的作用，缓解鼓胀。当前，中医诊疗多用水分穴来缓解肝硬化腹水和肾炎水肿。

此外，水分穴对畏寒症所引发的食欲不振等症状也有一定疗效。

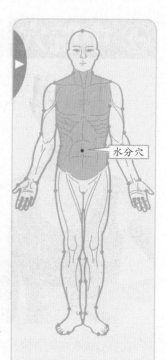
水分穴

注：● 处即所讲穴位

穴义	水，水气；分，分别。小肠能分别清浊，将水液送向膀胱，将渣滓送入大肠，穴当其处，故得此名。此穴属任脉。
定位	在上腹部，前正中线上，当脐上1寸。
简易取穴	采用仰卧的姿势，在人体的中腹部，肚脐上一指宽处取穴。
功能	利水渗湿、通调水道、理气止痛。
病症	浮肿、水肿、腹泻、腹水、腹胀、肠鸣、肠炎、胃炎、肠粘连、泌尿系炎症。

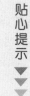
贴心提示

TIPS

发生浮肿时，用热毛巾敷水分穴，对消除浮肿疗效甚好。

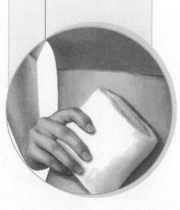

→ 神阙穴　治疗肠胃炎，提高免疫力

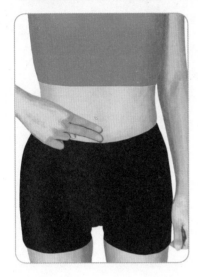

神阙穴是人体的长寿大穴之一，中医认为它是人体生命能源的所在地，因此此穴历来被视为养生保健的"要塞"，并成为中医学内病外治的首选部位。

首先，神阙穴位于肚脐中央，深部为小肠，故该穴历来是中医治疗肠胃炎症的常用穴位。适当刺激神阙穴，可调节自律神经，消除肠胃障碍，缓解肠胃功能紊乱现象，有效治疗肠胃炎。

其次，神阙穴通过任、督、冲、带四脉而统属全身经络，内连五脏六腑、脑及胞宫（子宫），故适当刺激此穴，还可提高人体正气，增强机体免疫功能，降低人体患病概率，以及缓解因外在压力造成的精神萎靡症状。

此外，刺激神阙穴还可温补肾阳，缓解久泄不止、腹部水肿等症。

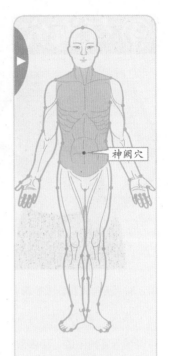

神阙穴

注：● 处即所讲穴位

穴义 !!!	神，神气；阙，宫门；此穴在脐中，脐为胎儿气血运行之要道，如神气出入之宫门，故得此名。该穴属任脉。
定位 ⊙	位于人体腹中部，脐中央。
简易取穴 ↱	采用坐位或站位，肚脐孔中央处即是。
功能 📖	温阳救逆、利水降浊、补中益气、固脱止泻。
病症 ◎	肠胃炎症、腹痛、泄泻、脱肛、水肿、妇人血冷不受胎、中风、昏厥、便秘、小便不禁等。

TIPS

贴心提示 ▼ ▼ ▼

对于皮肤瘙痒患者来说，将适量红花、桃仁、杏仁、生栀子研成细末填在神阙穴，隔药灸，即可止痒。

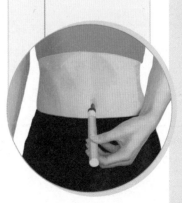

→ 气海穴　改善体虚以及性功能衰退

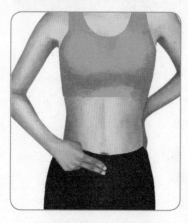

中国传统养生保健法气功中常提到要"气沉丹田"，这里的"丹田"指的就是气海穴。中医认为丹田与人的元气相通，是人体元阳之本、真气生发之处，故气海穴是一个重要的保健穴位。

首先，气海穴乃能量汇集之海，经常按摩此穴，能有效调整全身虚弱状态，增强人体免疫及防卫功能，对先天禀赋虚弱、后天劳损太过、大病新愈、产后体虚等症均有显著疗效。

其次，适当刺激气海穴还可补肾虚、益元气，改善男女性功能衰退、男性遗精等各种生殖、泌尿系统疾病。

此外，按揉气海穴对加速体内气血流通、调整自律神经紊乱、安定精神都有一定效果，可消除焦躁、烦闷情绪；而适当刺激气海、足三里、脾俞、胃俞、天枢、上巨虚等穴，还能有效缓解胃腹胀痛、消化不良等症状。

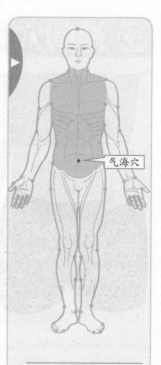

气海穴

注：● 处即所讲穴位

穴义	气，元气；海，广大深远；此穴乃人体元气汇聚之地，故得此名。穴属任脉。
定位	位于人体下腹部，直线连接肚脐与耻骨上方，将其分为十等分，从肚脐3/10的位置，即为此穴。
简易取穴	采用仰卧的姿势，沿着人体前正中线上，肚脐下二横指处即是。
功能	补气益中、涩精止遗、调经止带、温肾壮阳、渗湿止泻。
病症	腹痛、腹胀、消化不良、便秘、泄泻、性功能衰退、遗精、阳痿、月经不调、痛经、焦虑症等。

TIPS

贴心提示 ▼▼▼

每晚用热水袋在气海穴周围进行热敷，可以改善尿频、性欲低下等症状。

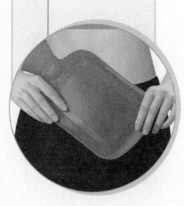

→ 石门穴　治疗月经不调，避孕

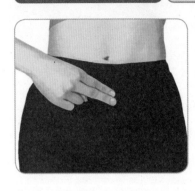

对于女性来说，石门穴是非常重要的穴位之一。

首先，中医认为石门穴有调节人体阴血和水液的功效，按揉石门穴，可温下焦、补元气、固精血，从而能够调理女性月经和女性白带分泌量。

其次，石门穴具有避孕的功效。自古以来我国就流传着艾灸石门穴以避孕的方法。古代医书中还有深刺石门穴可致不孕的记载。当然按摩是不会出现此类问题的。

此外，石门穴是三焦的募穴，三焦主一身之气。人体因气不顺而导致的病症，如小腹鼓胀等，都可以通过点按石门穴来缓解。现代医学研究表明，刺激石门、归来二穴，有清热去湿的作用，对治疗疝气效果显著；刺激石门、三阴交、带脉穴，可缓解崩漏和带下等症。

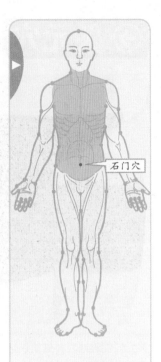

注：● 处即所讲穴位

穴义	石，坚也；门，门户；古代传说此穴可使妇人绝孕，犹如石门不开，故得此名。此穴属任脉，是三焦之募穴。
定位	在下腹部，前正中线上，当脐下2寸。
简易取穴	采取坐位或站位，在前正中线上，脐下三横指处即是。
功能	清热去湿、补气固精、运化水气。
病症	月经不调、功能性子宫出血、腹胀、腹痛、肠鸣、水肿、闭经、带下、产后出血、疝气等。

TIPS

贴心提示 ▼▼▼

当前有些人喜欢通过艾灸关元穴保健，对于想要孩子的女性来说要注意，灸关元穴时要取穴准确，因为关元、石门二穴离得很近。

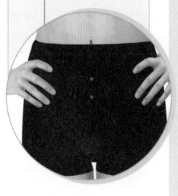

→ 关元穴　强精壮阳，防癌抗衰老

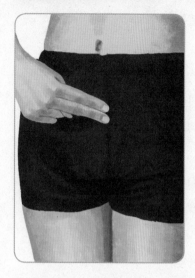

关元穴为人体保健大穴之一，为男子藏经、女子藏血之处，对人体极其重要。

首先，关元穴是任脉上的重要穴位，任脉与生殖系统密切相关，因此适当刺激关元穴可有效强精壮阳。现代研究表明，关元穴对下丘脑—垂体—性腺轴功能有促进作用，因此适当刺激关元穴不但对男性精子缺乏症有一定疗效，而且还能在一定程度上促进女性排卵。

其次，现代医学实验发现，适当刺激关元穴能够减轻肿瘤组织坏死程度，改善细胞分化程度，抑制肿瘤细胞的生成，同时还可提高机体免疫能力，改善老年人的免疫状态，有效抗衰老。

此外，刺激关元、中极、阴交、石门穴，具有调达肝气的作用，可缓解胸胁痞满之症。

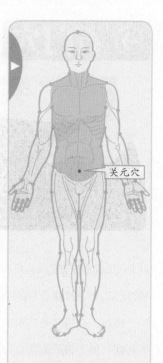

关元穴

注：● 处即所讲穴位

穴义	关，关藏；元，元气；此穴乃关藏人身元气之处，故得此名。此穴属任脉，是任脉和足少阴肾经、足太阴脾经、足厥阴肝经的交会穴。
定位	位于腹下部，肚脐直下3寸处。
简易取穴	采用仰卧的姿势，沿着人体正面的中心线，肚脐下方四根手指宽处即是。
功能	培肾固本、培补元气、导赤通淋。
病症	精子缺乏症、迟发排卵、肿瘤、遗尿、遗精、小便频数、小便不通、疝气、月经不调、痛经等。

贴心提示 ▼▼▼

TIPS

在按摩此穴前，应将手掌先行搓热，然后再放在穴位上，如此可增加疗效，并提高舒适感。

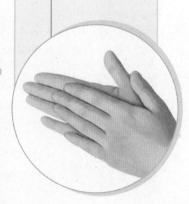

曲骨穴　保护生殖、泌尿系统健康

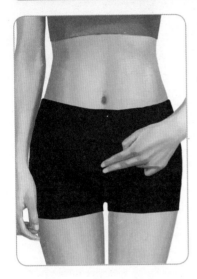

曲骨穴是任脉要穴，其医疗价值极大。

任脉与人的生殖、泌尿系统关系密切，男女生殖、泌尿系统病变多与任脉经气循行异常相关。经常按揉曲骨穴，可强身健体、补益和疏通任脉，同时还能补肾益气，对治疗男女生殖类病变有显著效果。

现代医学临床实验表明，适当刺激曲骨穴对缓解男性前列腺方面的疾病效果显著；刺激曲骨、急脉、归来三穴，有理气缓筋的作用，可缓解阳痿、早泄；刺激曲骨、太冲、关元、三阴交等穴，可养阴清热、行气去湿，对治疗赤白带下有显著效果。

此外，按揉曲骨穴对治疗小儿遗尿的效果也很好。

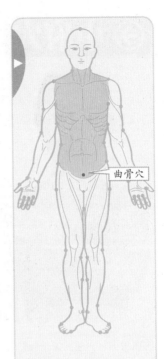
曲骨穴

注：● 处即所讲穴位

 穴义 曲，弯曲；骨，横骨；此穴居耻骨联合上缘略呈弯曲处，故名曲骨。此穴属任脉，是任脉、足厥阴肝经的交会穴。

 定位 在下腹部，前正中线上，耻骨联合的上缘。

 简易取穴 采取坐位或站位，在前正中线上，脐下5寸，耻骨联合上缘的中点处即是。

 功能 补肾益阳、调经止血、清热利淋。

 病症 前列腺炎、小便淋沥、遗尿、遗精、阳痿、早泄、赤白带下、月经不调、痛经等。

 TIPS

贴心提示　在月经来临前几天，可常用热水袋热敷小腹部，然后按摩曲骨穴，如此可防止痛经。

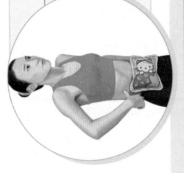

→ 中府穴　佐治肺部疾病，保护肝脏

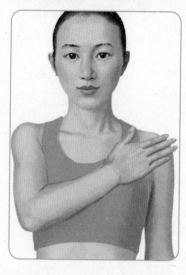

中府穴位于肺经之上，是肺之募穴，治疗肺部疾病的功效特别显著。

首先，中府穴在胸大肌、胸小肌处，穴下内侧深层为第1肋间内、外肌。刺激本穴，有助于支气管平滑肌松弛，可改善肺通气量，对支气管哮喘、咳嗽等呼吸器官出现的病症有较好的助疗效果。

其次，中府穴还可调节三焦系统和体表系统的温度、血压状况。适当刺激中府穴，能使肝血流量明显增加，从而改善肝的血液循环，起到保护肝脏的作用。

此外，心绞痛患者一般在中府穴处会有压痛感，因为此处经络阻滞，常常推揉中府穴还可预防并缓解心绞痛。推的时候可用大拇指从中府穴处向上推至云门穴，遇到痛点处多推几次。

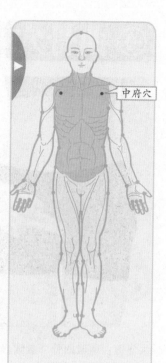

注：● 处即所讲穴位

穴义	中，与外相对，内部；府，府库；肺气出体表时聚于此穴处，故其名为中府。此穴属手太阴肺经，是手太阴肺经、足太阴脾经的交会穴。
定位	位于人体的胸外侧部，云门穴下1寸，平第一肋间隙处，距前正中线6寸。
简易取穴	采用坐位或站位，在胸前壁的外上方，锁骨下两指宽的凹陷处，即为中府穴。
功能	止咳平喘、通经活络。
病症	咳嗽、气喘、气管炎、支气管哮喘、肺炎、胸痛、肩背痛等。

贴心提示 ▼▼▼▼

TIPS

女性配合丰胸精油来按摩中府穴，可有效丰胸和缓解副乳现象。

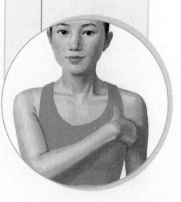

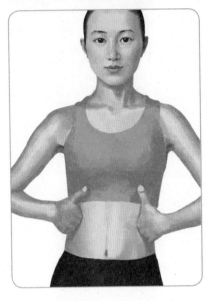

→ 期门穴　治疗肝病，缓解宿醉不适

期门穴为人体足厥阴肝经的主要穴位之一，常被用来治疗肝病。

首先，现代医学研究证明，适当刺激期门穴，对慢性肝炎、早期肝硬化有一定疗效。

其次，肝脏是人体的解毒器官，适当刺激期门穴可增强肝脏解酒功能，有效消除宿醉后的恶心、头疼等症状。

此外，肝、胆互为表里，适当刺激期门等穴，对缓解胆囊炎、胆结石及因肝气郁结产生的胁痛、食少、乳少、胃痛、呕吐、打嗝、积滞、泄泻等病症也有显著效果。而常常按揉期门穴对胸膜炎、腹膜炎、心肌炎、肾炎等炎症也有一定的辅助治疗作用。

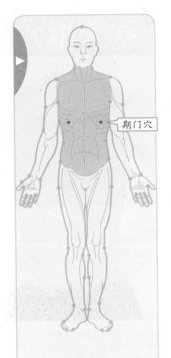

期门穴

注：● 处即所讲穴位

穴义	期，周期；门，出入的门户；此穴为肝经上位置最高的一穴，是气血运行周流的出入之门，故名期门。此穴属足厥阴肝经。
定位	胸部前正中线旁开四指，即乳头直下的第六肋间隙。
简易取穴	采用仰卧的姿势，在胸部，乳头直下，与巨阙穴齐平处即是。
功能	行气止痛、清热解毒、消肿散结、降逆止呕。
病症	肝炎、肝硬化、胸膜炎、心肌炎、肾炎、胆囊炎、胆结石、胸胁胀满疼痛、呕吐、吞酸等。

TIPS

贴心提示 ▼▼▼

如果怕找不准期门穴，可将双手擦热后，用一手掌横擦胁肋部。

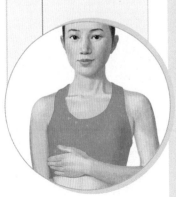

→ 天枢穴　瘦腹，佐治急慢性肠炎

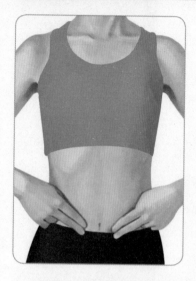

天枢穴是人体腹部的重要穴位。

首先，该穴位于人体上下身的分界线上，为上下身气血的交会处。适当刺激此穴，有助于"气"的上下流通，消除腹部脂肪。

其次，天枢穴气血强盛，是胃经气血的主要来源，又是大肠的募穴，在人体内主要负责疏调胃肠、理气行滞，因而对急、慢性肠胃炎有显著疗效。对于肠胃蠕动功能偏弱，易患食欲不振和便秘的人而言，经常按摩天枢穴可显著增强胃肠动力，消除不适症状。

此外，现代研究证明，刺激天枢、上巨虚等穴，具有解毒、清热的作用，可缓解急性细菌性痢疾；刺激天枢、中极、三阴交、太冲等穴，具有疏肝理气、调经止痛的作用，可缓解月经不调、痛经。

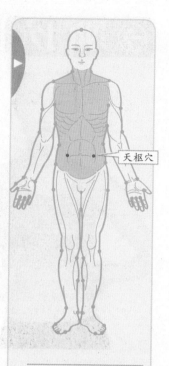

天枢穴

注：● 处即所讲穴位

穴义	天，天部；枢，枢纽；此穴位于上下腹的分界处，是气机升降的枢纽，且本穴的气血外出大肠所在的天部层次，故得此名。天枢穴属于足阳明胃经，是手阳明大肠经的募穴。
定位	位于人体中腹部，距脐中2寸。
简易取穴	采用仰卧的姿势，沿着肚脐向左右三指宽处即是。
功能	疏经止痛、理肠通腑、升降气机。
病症	肥胖、肠胃炎、月经不调、痛经、痤疮、便秘、腹胀、腹泻、消化不良、恶心呕吐等。

 TIPS

贴心提示 ▼

可用牙签、发夹等物刺激天枢穴，效果更好。

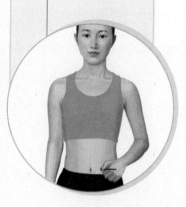

→ 极泉穴 预防并辅助治疗心血管疾病

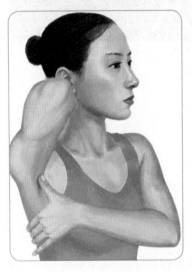

极泉穴是预防并辅助治疗心血管疾病的重要穴位。

极泉穴可调节心血管功能。心率过快时，按揉极泉穴可使其有效缓和；心率过慢时，按揉它可使心率加快。按揉极泉穴还可探知心血管问题，从而及早治疗，以免延误病情。用大拇指点按极泉穴，然后轻轻拨动，会发现里面有小小的筋。一拨动小筋，手臂就会有电麻感。如果电麻感明显，就证明心经通畅，心血管功能正常；如果只有痛感，无麻感，则表明心血管阻塞；如果既无痛感，也无麻感，那么最好去医院做一次彻底的全身检查。

此外，极泉穴还是著名的消化大穴。刺激此穴可调节体液循环，增强消化能力，缓解各种原因引起的胃胀。

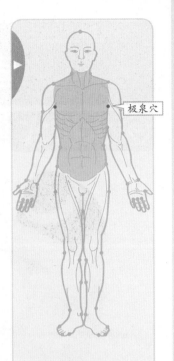

极泉穴

注：● 处即所讲穴位

穴义	极，尽处；泉，水泉；此穴处是腋窝的最深凹陷处，故得此名。此穴属手少阴心经。
定位	位于人体腋窝的中央处。
简易取穴	抬起左（右）臂，在腋窝顶点，腋动脉搏动处即为极泉穴。
功能	宁心安神、清肺利咽、通经活络。
病症	心血管疾病、心痛、胃胀、胁肋痛、肘臂冷痛、颈淋巴结核等。

 TIPS

贴心提示

将白参片贴敷于极泉穴，不仅对缓解胃胀效果显著，也可以缓解胃痛、腹泻等症状。

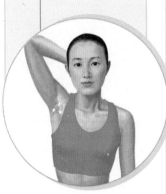

背腰臀部要穴

→ 大椎穴 — 振奋阳气，提高机体免疫力

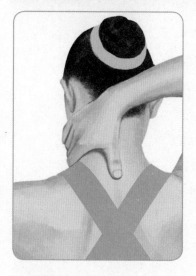

大椎穴是人体最重要的穴位之一。

大椎穴是手、足三阳经和督脉的交会穴，而督脉统率全身阳经，故大椎穴又被称为"阳中之阳"，具有统领一身阳气的作用。适当刺激大椎穴可振奋阳气，调节全身气血，提高机体抗病能力。

此外，大椎穴的特殊地位，使其在众多疾病的治疗中都可发挥作用。经临床验证，刺激大椎穴对治疗颈椎病、中风、发热等都有一定效果；同时刺激大椎穴还可以增强胸部乳腺组织的营养与代谢，达到行气活血、健胸丰乳的目的。

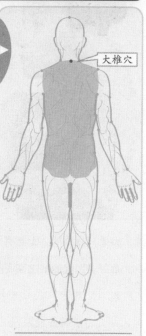

大椎穴

注：● 处即所讲穴位

 穴义

大，巨大；椎，椎骨；此穴处因椎骨最大，故得此名。此穴属督脉，是督脉与手、足三阳经的交会穴。

 定位

位于颈部下端，第七颈椎棘突下凹陷中。

 简易取穴

正坐低头，沿着人体后正中线，第七颈椎棘突下与第一胸椎之间的下陷处即是。

 功能

益气壮阳、清热息风、止咳平喘。

 病症

免疫力低下、哮喘、颈椎病、颈肩酸疼、手臂麻痹、感冒、发热、痢疾、痤疮、色斑等。

TIPS

贴心提示

用热毛巾对大椎穴进行15分钟左右的热疗，可有效缓解肩背疼痛的症状。

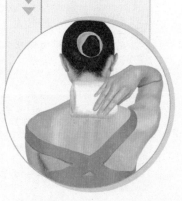

→ 命门穴

缓解腰椎间盘突出症

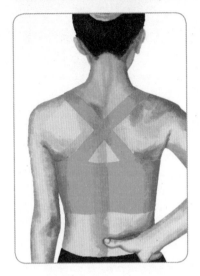

命门穴是督脉的要穴，也是人体的长寿大穴之一。

首先，经常按揉命门穴可调节督脉和膀胱经的经气，促进腰部血液循环，加快炎性产物的排泄，促进损伤神经的修复，从而有效缓解腰椎间盘突出。同时，刺激命门穴还能缓解腰部肌肉紧张状态，相对松弛或增宽椎间隙从而进一步消除或减轻突出物对神经根的压迫，减轻腰部疼痛。

其次，命门穴正好位于两肾脏的中间位置，按揉命门穴可加强肾脏的气血循环，因此命门又是补肾良穴，经常按揉可有效增强肾功能，延缓人体衰老，还能快速消除身体疲劳，恢复精力。此外，适当刺激命门穴对男子性功能障碍、精子缺乏症也有疗效。

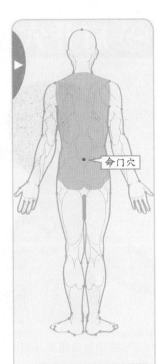

注：● 处即所讲穴位

穴义	命，生命；门，门户；此穴乃先天元气输注之处，是生命之门，故名命门。此穴属督脉。
定位	位于人体后腰部正中线上，第二腰椎棘突下凹陷处。用指压时，有强烈的压痛感。
简易取穴	采用俯卧的姿势，在背部的正中央，肋弓下缘水平线与腰椎的交叉处即是。
功能	补肾壮阳、调经止带。
病症	腰椎间盘突出、腰痛、性功能障碍、精子缺乏症、遗精、阳痿、早泄、胎屡坠、头晕耳鸣等。

TIPS

贴心提示　把一根小棒横放在腰部，然后用两臂夹紧，来回滚动刺激命门穴。经常按摩命门穴具有延年益寿的功效。

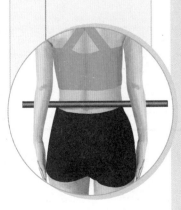

→ 肩井穴　缓解颈肩不适，消除落枕

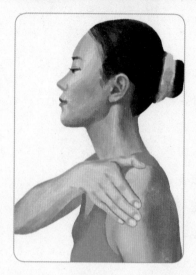

肩井穴是缓解颈肩问题的常用穴。

首先，人体很多经脉的循行都经过颈部。人在注意力集中或压力太大时，颈肩部会不自觉地向前探，时间长了就容易造成颈肩部肌肉过度紧张或痉挛，颈肩部就会出现酸痛。肩井穴位于颈肩部，具有祛风散寒、舒筋活络、解痉止痛的功效，适当加以刺激可促进局部气血运行，加快局部新陈代谢，缓解颈肩部肌肉僵化，松解粘连和痉挛的软组织，有效缓解各种原因导致的颈肩不适和落枕症状。

其次，现代研究表明，经常拿捏肩井穴，对消除乳腺炎的各种临床症状，如乳房胀痛、乳汁不下、乳房肿块等也有很好效果。

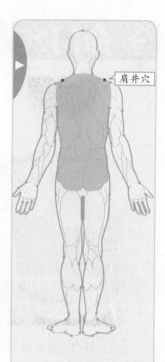

肩井穴

注：● 处即所讲穴位

穴义	肩，肩部；井，凹陷深处；此穴居肩部凹陷处，故名肩井。此穴属足少阳胆经，是足少阳胆经和阳维脉的交会穴。
定位	在肩上，前对乳中，当大椎穴与肩峰连线的中点。
简易取穴	先确定第七颈椎，其棘突下即为大椎穴。再找锁骨肩峰端，大椎与肩峰连线的中点即是。
功能	通经止痛、益气补血、清热解毒、软坚散结、祛风活络。
病症	颈肩酸痛、眼睛疲劳、耳鸣、高血压、落枕、中风、乳汁不下、乳腺炎、乳痛等。

贴心提示 ▼ ▼ ▼

TIPS

站立，分开双腿，用力向背后甩双臂，反复数次后，再从背后向肩上部以画圆方式挥动双臂，此法能疏通颈部气血。

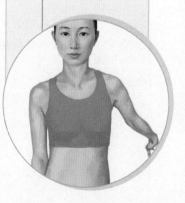

天宗穴　缓解肩周炎，治疗颈椎病

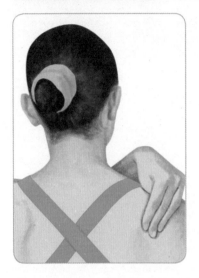

天宗穴是治疗肩背部疾患的主要穴位。

首先，该穴属手太阳小肠经，而肩背又为小肠经的循行处。因此刺激该穴，可疏通颈部气血，促进颈、肩、背部血液循环，从而及时运走和稀释、分解炎症代谢产物，有效缓解因肩周炎导致的疼痛、手臂麻木等不适症状。

其次，该穴还是治疗颈椎病的要穴，颈椎病患者的天宗穴处常有压痛感。经常按揉天宗穴，能有效预防并缓解颈椎病。

此外，临床研究也表明，多数乳房疾病患者都在天宗穴及其周围有明显压痛感。天宗穴与乳房前后相对，且小肠经入缺盆、络心，因此常常按揉天宗穴具有消瘀散结、理气通络的功效，缓解乳腺病效果显著。

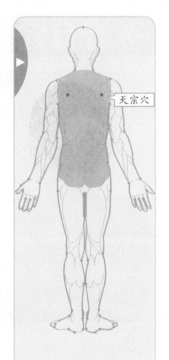

注：● 处即所讲穴位

穴义	天，至高；宗，尊崇；此穴位于肩胛冈下窝正中，故名天宗。此穴属手太阳小肠经。
定位	位于肩胛部，当冈下窝中央凹陷处，与第四胸椎相平。
简易取穴	坐位，找到肩胛骨（上背部一个呈倒三角形状的骨性标志）。肩胛冈下窝正中即为天宗穴。
功能	通经活络、消肿止痛。
病症	肩周炎、颈椎病、气喘、急慢性乳腺炎、乳腺增生、出乳困难等。

贴心提示

TIPS

将两个高尔夫球分别装进两只丝袜，然后将其挂在椅背两侧，以推压肩胛骨的方式用高尔夫球压迫天宗穴。长期按摩可预防乳腺疾病。

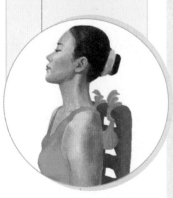

→ 膏肓穴

提高心肺功能，消除肩背痛

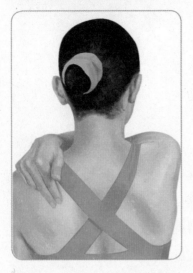

药王孙思邈在他的《千金方》中说："膏肓能主治虚赢瘦损、五劳七伤及梦遗失精、上气咳逆、痰火发狂、健忘、胎前产后等，百病无所不疗。"

首先，膏肓穴位于背部心肺区，经常按揉可提高心肺功能，有理肺、降气、平喘的作用，对咳嗽、哮喘、多痰、心悸、呼吸困难等病症有一定的疗效。

其次，此穴居背部肩胛骨附近，适当加以刺激，还能促进背部血液循环，消除背部肌肉的紧张与疼痛。

此外，久病不愈者体弱消瘦，说明其体内气血阴阳已受损。此时取膏肓穴施灸治疗，能起到扶阳固卫、健脾、生血、补虚的作用，从而使身体恢复强壮。

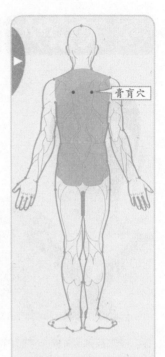

注：● 处即所讲穴位

穴义
膏，心之下部；肓，心下膈上部；此穴向外输送的物质为心脏与膈膜之间的膏脂，故得此名。此穴属足太阳膀胱经。

定位
在背部，第四胸椎棘突下，旁开3寸处。

简易取穴
俯卧，背部第四胸椎棘突下，左右四指宽处，肩胛骨内侧，一压即疼。

功能
通络止痛、止咳平喘、清热凉血、散热排脂、交通心肾、滋阴生津、温肾固摄。

病症
肩胛痛、咳嗽、哮喘、多痰、吐血、心悸、呼吸困难、健忘、盗汗、遗精、肺结核等。

TIPS

贴心提示

当需要按摩此穴，身旁却无人时，可利用物体的棱角摩擦、刺激膏肓穴周边的部位，其所取得的效果与用手指按摩一样。

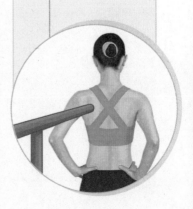

→ 志室穴　补肾壮阳，消除腹部赘肉

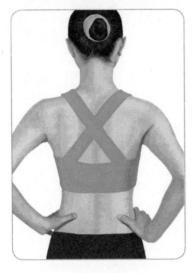

志室穴是治疗生殖系统疾病的常用穴位。

首先，志室穴位于背部肾区，具有补肾益精、壮阳固涩的功效，适当加以刺激能够激发肾脏机能，调节性激素分泌和内分泌系统，对阳痿、早泄、遗精、阴囊湿疹、腰痛等病症都很有效。

其次，常常按揉或拍打志室穴，可以影响副肾分泌的与脂肪代谢有关的荷尔蒙，增强机体脂肪代谢能力，促进堆积在腹部的脂肪的燃烧，达到消除腹部赘肉、紧实腰腹的目的。

此外，适当刺激志室穴还具有活血祛瘀的作用，对缓解腰膝疼痛有一定效果。

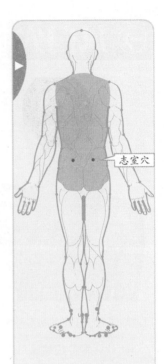

注：● 处即所讲穴位

 穴义

志，肾气；室，房间。肾藏志，该穴居肾俞穴旁，故名志室穴。此穴属足太阳膀胱经。

 定位

位于腰部，当第二腰椎棘突下，旁开3寸。

 简易取穴

采用俯卧的姿势，在腰部第二腰椎棘突下方，左右旁开四指处即是。

 功能

温肾助阳、活络止痛、利水消肿。

 病症

遗精、早泄、阳痿、阴囊湿疹、前列腺炎、阴痛、小便不利、腰脊强痛、水肿等病症。

 TIPS

贴心提示▼

将双手掌心分别紧贴在左右志室穴处，手掌用力上下摩擦直到所摩擦部位产生温热的感觉。此法可温补肾阳，提升男性性功能。

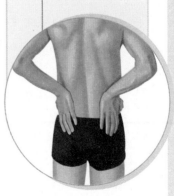

→ 风门穴 — 消除感冒等呼吸系统疾病

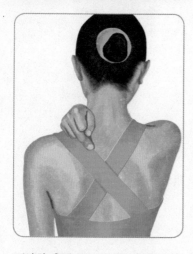

风门穴是消除"风疾"的重要穴位，是临床驱风的常用穴，同时它也是日常生活中的保健穴。

首先，风门穴居背部，是人体抵御风邪的重要"屏障"。适当刺激风门穴可祛除风邪、解表清热、宣肺透邪，不但能缓解感冒症状，还能增强人体免疫功能，改善体质，从源头上防御感冒病毒的侵袭。

感冒是百病之源，因此常常按摩此穴不仅可消除感冒，还可预防多种疾病，被许多人视为重要的保健措施。

此外，常常按揉风门穴还具有舒筋通络、清热凉血的功效，能促进背部气血运行，缓解肩背疼痛、肋间神经痛以及过敏等症。

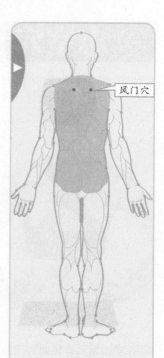

风门穴

注：● 处即所讲穴位

穴义	风，风气；门，出入之门户；此穴是风邪侵袭的门户，故名风门。此穴属足太阳膀胱经，是足太阳膀胱经和督脉的交会穴。
定位	在背部，当第二胸椎棘突下，旁开1.5寸。
简易取穴	采用正坐或俯卧姿势，以大椎穴下的第2个凹洼为中心，朝向左右各一指处即是。
功能	疏风解表、平肝潜阳、宣肺止咳、活络止痛。
病症	感冒、鼻塞、咳嗽、发热、头痛、肩背疼痛、颈椎痛、肩膀酸痛、过敏、皮肤瘙痒、荨麻疹等。

TIPS

贴心提示 ▼▼▼

乘坐地铁或公交车时，可背靠栏杆，利用栏杆刺激风门穴及背部穴位。

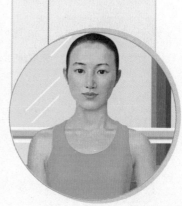

→ 肺俞穴 治疗肺部疾患，消除雀斑

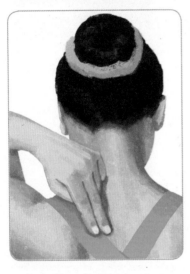

肺俞穴自古以来就是肺脏的保健要穴，也是治疗呼吸系统疾病的常用穴位。

首先，该穴是肺脏在背后的俞穴，内应肺脏，是肺气输转之所。肺主气，故凡是与"气"有关的病症，均可从肺俞穴着手调理。研究证明，适当刺激肺俞穴，能够改善肺脏功能，增加肺通气量，有效治疗各种呼吸系统疾病。同时肺俞穴还可反映肺脏疾病。一般来说，肺脏异常之人，其肺俞穴常有压痛感。

其次，"肺主皮毛"，即肺俞穴与人体的皮肤也密切相关。常常点按肺俞穴，还可消除雀斑、色斑等。

此外，适当刺激肺俞穴具有补虚损、清热的作用，还可缓解盗汗症状。

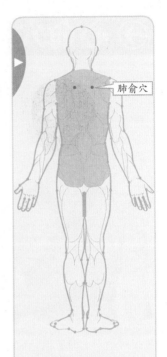

肺俞穴

注：● 处即所讲穴位

穴义	肺，肺脏；俞，输注。此穴为肺脏之气在背部的输转、输注之处，故得此名。此穴属足太阳膀胱经。
定位	在第三胸椎和第四胸椎棘突之间，旁开1.5寸，即距离风门穴1节脊骨宽的下方。
简易取穴	采取坐位，在背部第三胸椎棘突下，左右旁开二指宽处即是。
功能	疏经祛风、理气止咳、宣肺清热。
病症	肺炎、支气管炎、肺结核、咳嗽、哮喘、失眠、盗汗、气喘、吐血、鼻塞、雀斑、色斑、盗汗等。

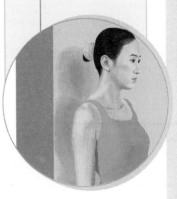

→ 心俞穴 治疗心脏疾病，舒缓情绪

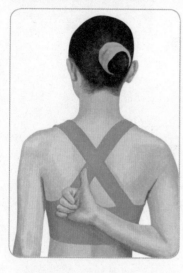

心俞穴自古以来就是心的保健要穴，也是治疗心血管疾病的常用穴位。

首先，心俞穴是心脏在背后的俞穴，内应心脏，是心气输转之所。适当刺激心俞穴可有效促进心脏的血液循环，调节心率。经常按摩心俞穴，能有效缓解心肌炎、冠心病以及由其引发的心绞痛等病症。

其次，中医所说的心与西医所说的心脏颇有不同。西医概念中的心脏单指解剖学上的脏器，而在中医理论中，情绪的异常波动也属于心的管辖范畴。故情绪抑郁、心情烦躁等都可通过指压心俞穴来缓解。

此外，现代研究表明，刺激心俞穴，有调心脾、宁心神的作用，对失眠、惊悸等症也有一定的疗效。

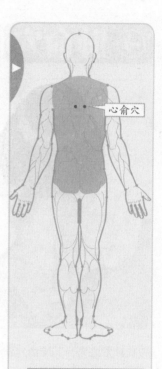

心俞穴

注：● 处即所讲穴位

穴义	心，心脏；俞，输注。此穴乃心脏之气输转、输注之所，故名心俞。此穴属足太阳膀胱经。
定位	在第五和第六胸椎棘突之间，旁开1.5寸处。
简易取穴	采用坐位或俯位，在背部找到第五胸椎棘突下，心俞穴即在其左右旁开二指宽处。
功能	镇惊定痛、养心安神、活络通经。
病症	心肌炎、冠心病、心绞痛、心悸、神经衰弱、失眠、晕车、咳嗽、吐血、抑郁、焦躁、紧张等。

TIPS

贴心提示 ▼▼▼

位于背部的穴位往往难以进行按摩，在无别人帮助的情况下，可用按摩锤自己敲打。

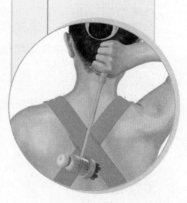

→ 膈俞穴　治疗与"血"有关的病症

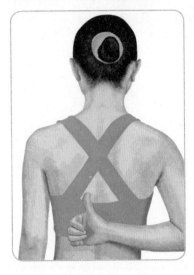

膈俞穴是治疗与"血"有关病症的常用穴位。

首先，膈俞穴为八会穴之"血会"。血液除了由心肺推动循行、布散全身之外，还有赖于脾气的统摄和肝藏血、主疏泄等功能的调节，其中任何一个脏器出了问题，都会使人体血行失常，出现病变。而这四脏在经脉循行上均与膈膜直接相连。按摩膈俞穴，能对膈膜产生良性作用，具有和血理血之功。

其次，现代医学研究表明，按揉膈俞穴，具有健脾补血的作用，对缓解贫血症状疗效显著；针刺膈俞等穴，可使血糖逐渐下降，并良性调节血清胰岛素，对糖尿病有良好的调理作用。

此外，膈俞穴位处背部，经常按揉还可缓解背部肌肉酸痛。

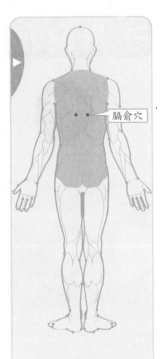

注：● 处即所讲穴位

穴义	膈，横膈；俞，输注。此穴与横膈相应，为横膈之气在背部的输转、输注之处，故得此名。此穴属足太阳膀胱经。
定位	位于背部，当第七胸椎棘突下，旁开1.5寸。
简易取穴	采用俯卧的姿势，第七胸椎棘突下，左右旁开二指宽处即是。
功能	疏经利膈、理血降逆、宽胸理气。
病症	糖尿病、贫血、吐血、失眠、气喘、咳嗽、潮热、盗汗、风疹、膈肌痉挛、胃炎、肠炎等。

贴心提示

TIPS

灸膈俞穴可消除脾胃虚寒。方法是：艾炷灸3～7壮；艾条灸10～15分钟。

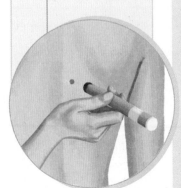

→ 肝俞穴　醒酒解毒，养血明目

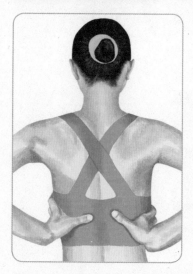

肝俞穴自古以来就是肝脏的保健要穴。

首先，该穴是肝在背后的俞穴，内应肝脏，是肝气输转之所。肝脏是人体最大的解毒器官，适当刺激肝俞穴能够激发肝脏机能，增加肝血流量，促进肝脏的解毒功能，分解体内残留的酒精，从而到达迅速醒酒的目的。

其次，"肝主藏血"，开窍于目。肝血亏，则目会因失养而出现目眩、视力减弱等症状。肝俞穴具有养血明目的功效，适当按揉可有效提高视力。

此外，肝胆相照，肝俞穴具有清肝利胆的功效。按揉肝俞穴除了可改善肝脏功能，还对胆腑有良性调节作用。因此，常常刺激肝俞穴还可有效调理肝炎、胆囊炎等病症。

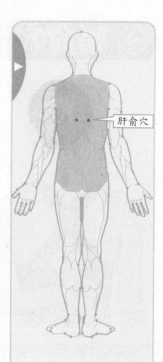

肝俞穴

注：● 处即所讲穴位

穴义 ‼	肝，肝脏；俞，输注。此穴乃肝脏之气输转、输注之所，故名肝俞。此穴属足太阳膀胱经。
定位 ◉	人体的背下部，第九胸椎棘突下，旁开1.5寸。
简易取穴 ♪	俯卧位，在第九胸椎棘突下，督脉旁开1.5寸处取穴。
功能 📄	疏肝理气、清热凉血、清肝明目、涤痰开窍、散寒通络、利胆退黄。
病症 ◎	宿醉、近视、夜盲、胃肠病、老人斑、失眠、食欲不振、晕车、急慢性肝炎、胆囊炎等。

TIPS

贴心提示 ▼▼▼

当有人喝醉时，先用掌推该穴数分钟，然后让其仰卧，将枕头置于其背部，使其双臂上伸，即可防吐。

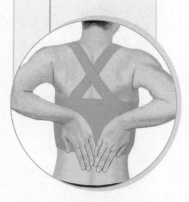

→ 脾俞穴

益气健脾，增强食欲

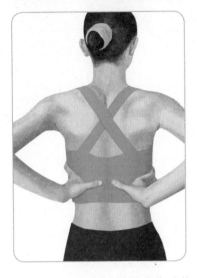

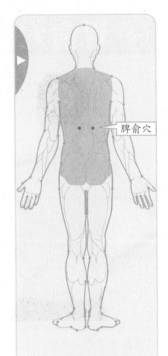

脾俞穴

脾俞穴自古以来就是脾脏的保健要穴，也是治疗消化系统疾病的常用穴位。

首先，饮食入胃中，经过消化吸收，其精华部分通过脾的运化上输于心肺。脾的运化功能旺盛，才能化生充足的气血，将饮食精微送至心肺进而输布全身，荣养脏腑、经络、四肢百骸。可见，脾脏有辅助肠胃完成消化机能的功用。适当刺激脾俞穴，可益气健脾，提高肠胃的消化功能，不仅有增强食欲、缓解消化不良的作用；还对胃痛、胃炎、胃溃疡、胃及十二指肠溃疡等病症有很好的疗效。

其次，现代研究表明，适当刺激脾俞穴，可健脾养肝，对黄疸、肝炎以及原发性血小板减少性紫癜也有一定疗效。

注：● 处即所讲穴位

穴义	脾，脾脏；俞，输注。此穴乃脾脏之气输转、输注之所，故名脾俞。此穴属足太阳膀胱经。
定位	该穴位于背部，第十一胸椎棘突下，旁开1.5寸。
简易取穴	采用俯卧的姿势，在人体背部，在第十一胸椎棘突下，左右旁开两指宽处即是。
功能	清热利湿、健脾养肝、消肿止血。
病症	食欲不振、消化不良、肝炎、腹胀、黄疸、紫癜、呕吐、泄泻、痢疾、便血、水肿、背痛等。

TIPS

贴心提示

指压该穴时，大拇指要用力按住脾俞穴，稍后再猛然放开。如果配合胃俞穴一起按压，则可有效改善胃部不适症状。

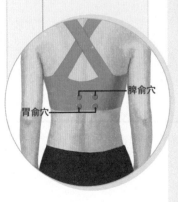

脾俞穴

胃俞穴

→ 胃俞穴   治疗消化性溃疡

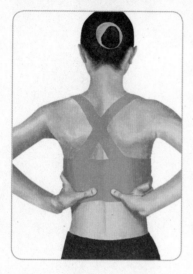

胃俞穴自古以来就是胃的保健要穴，同时也是治疗消化系统疾病的常用穴位。

首先，该穴是胃在背后的俞穴，内应胃腑，是胃气输转之所，具有治疗各种肠胃疾病的功效，尤其对胃溃疡和十二指肠溃疡效果显著。当人紧张、忧虑、疲劳或受饮食以及某些药物刺激时，会导致胃及十二指肠功能失调、胃酸分泌增多、胃蠕动加强，这样胃及十二指肠的黏膜就极易产生溃疡。而按摩胃俞穴可行中和胃、调节胃气、理中降逆，保证人体消化功能的正常，从而有效减轻溃疡，缓解疼痛。

其次，适当刺激胃俞穴，对胃痉挛、胰腺炎、糖尿病、失眠等症也有一定疗效。

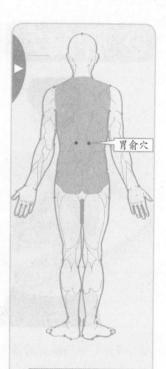

胃俞穴

注：● 处即所讲穴位

穴义	胃，胃腑；俞，输注。此穴乃胃腑之气输转、输注之所，故名胃俞。此穴属足太阳膀胱经。
定位	在第十二胸椎和第一腰椎棘突之间，旁开1.5寸处。
简易取穴	采用坐位或俯位，在身体背部第十二胸椎棘突下，左右旁开二指宽处。
功能	和胃止痛、温中健脾、补益肝肾。
病症	胃溃疡、十二指肠溃疡、胃下垂、胃痉挛、胰腺炎、糖尿病、失眠等。

TIPS

贴心提示 ▼▼▼

在背部膀胱经内线走罐，可刺激肺俞、心俞、肝俞、胆俞、脾俞、胃俞、肾俞等穴，具有疏通五脏六腑经气的作用。

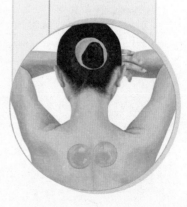

→ 肾俞穴　激发肾脏机能，延缓衰老

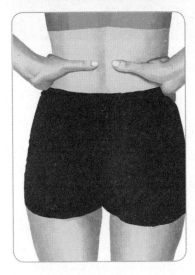

　　肾俞穴自古以来就是肾脏的保健要穴。

　　首先，该穴是肾在背后的俞穴，内应肾脏，是肾气输转之所。适当刺激肾俞穴，能改善肾脏血液循环，增加肾脏血流量，加速肾杂质的排泄，激发肾机能，增强性能力，有效缓解遗精、阳痿、月经不调等症。

　　其次，肾脏为人的"先天之本"、"生命之根"，与人的生长发育密切相关，肾亏或肾气早衰，不仅会导致内分泌功能紊乱、免疫力低下，还会影响其他脏腑器官的生理机能，使人过早衰老。而适当刺激肾俞穴可温补肾阳、固精培元，长期坚持按摩，能延缓衰老、延年益寿。

　　此外，临床研究表明，按揉肾俞穴对缓解腰膝酸软也有一定疗效。

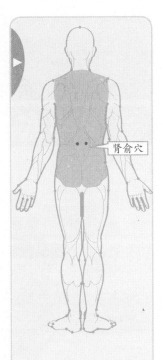

注：● 处即所讲穴位

穴义 !!	肾，肾脏；俞，输注。此穴乃肾脏之气输转、输注之所，故名肾俞。此穴属足太阳膀胱经。
定位	在第二腰椎和第三腰椎棘突之间，旁开1.5寸。
简易取穴	采用俯卧姿势，在腰部第二腰椎棘突下，左右旁开二指宽处即为肾俞穴。
功能	温肾助阳、生精益髓、清肝泻火、豁痰开窍、利水消肿。
病症 ◎	性欲低下、遗精、阳痿、早泄、月经不调、白带异常、遗尿、腰痛、咳喘等。

TIPS

贴心提示▼▼▼

　　肾结石或输尿管结石患者，有时会突发肾绞痛，此时只要用右手拇指按揉疼痛一侧的肾俞穴，即可迅速缓解疼痛。

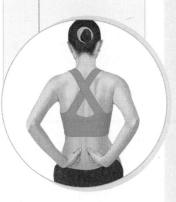

上肢要穴

→ 少冲穴　解除心烦、抑郁，醒脑开窍

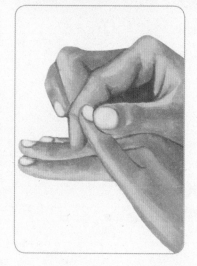

首先，少冲穴是手少阴心经的井穴，常被用来作为心脏疾病的急救良方。

其次，除了救急，许多有关"心"的病症都可通过刺激少冲穴来治疗。中医认为，"心主神明"，即心与人的情绪、情感等密切相关，心烦、急躁时，掐一掐少冲穴，能有效降心火、解烦忧。而现代医学研究也证明，刺激少冲穴，可作用于大脑皮层，缓解抑郁。少冲穴配合百会、十宣等穴使用，还有醒脑开窍的作用。

此外，研究表明，少冲穴对治疗一氧化碳中毒有一定效果。

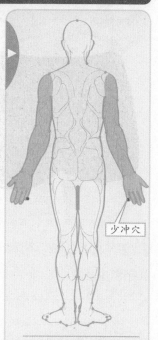

少冲穴

注：● 处即所讲穴位

穴义	少，小；冲，冲射。此穴处气血旺盛有欲冲之意，故名少冲。此穴乃手少阴心经的井穴。
定位	在小指末节桡侧，距指甲角约0.1寸处。
简易取穴	采用正坐、俯掌的姿势，小指指甲下缘，靠无名指侧的边缘上即是。
功能	清心安神、醒脑开窍。
病症	抑郁症、心悸、心痛、胸胁痛、癫狂、热病、昏厥等。

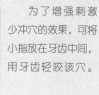

TIPS

贴心提示

为了增强刺激少冲穴的效果，可将小指放在牙齿中间，用牙齿轻咬该穴。

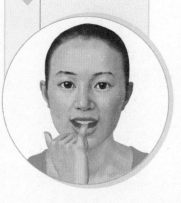

→ 劳宫穴　消除疲劳，辅助治疗中风

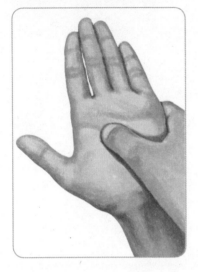

劳宫穴是治疗心脏疾患的主要穴位之一。

首先，中医认为，"心主神明"，统领思考、意志和感情。心包经代心行令，劳宫穴是心包经的荥穴，故人疲劳时，劳宫穴所处的手心会发热，点按劳宫穴还会有痛感。经研究表明，人体疲劳，会引起全身自主神经功能失调。此时刺激劳宫穴，反射性地作用于中枢神经系统，可恢复自主神经的功能，从而消除疲劳、镇静安神、健脑益智。

其次，现代研究表明，适当刺激劳宫穴，有开窍泄热、清心安神的作用，对缓解中暑及中风昏迷有显著疗效。

此外，劳宫穴还能改善由心火亢盛引起的口臭、口腔溃疡等口腔疾病。

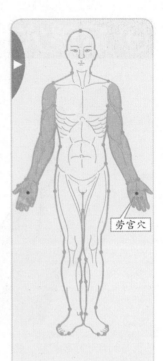

劳宫穴

注：● 处即所讲穴位

穴义	劳，操劳；宫，要所。穴在掌中，操劳之所，故名劳宫。此穴为手厥阴心包经之荥穴。
定位	在手掌心，当第二、三掌骨之间偏于第三掌骨，握拳屈指时向中指尖处。
简易取穴	自然握拳，中指尖与掌心接触的地方，即为劳宫穴。
功能	宁心安神、宽胸和胃、清热凉血。
病症	疲劳、口臭、口腔溃疡、口腔炎、中暑、昏迷、歇斯底里症、便血、胃脘疼痛等。

 贴心提示 ▼▼▼

 TIPS

取两个带壳的核桃，在手中来回转动，可刺激劳宫穴。

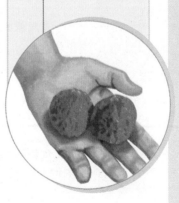

⟶ 后溪穴

缓解颈肩不适，治疗脊柱病

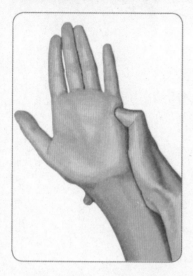

后溪穴的医学作用非常广泛。

首先，后溪穴是手太阳小肠经上的要穴，可调理小肠经所主病症。颈项僵直、颈肩疼痛是由小肠经经气循行不畅、颈肩处血液流动缓慢或停滞所致。刺激后溪穴可有效疏通经络、促进心脏供血、加速颈肩部血液流动，从而缓解颈肩不适症状。

其次，后溪穴还是八脉交会穴之一，通督脉。督脉循行处为脊柱，因此脊柱疾患也可以通过刺激后溪穴来解决。后溪穴一直是临床治疗颈椎病、腰椎病的常用穴，有解除痉挛、利气止痛之功效。而经现代研究表明，适当刺激此穴还可有效正脊柱、调整颈椎、预防驼背，维持形体优美。

此外，后溪穴可缓解眼睛疲劳，是用眼过度的学生需按揉的穴位之一。

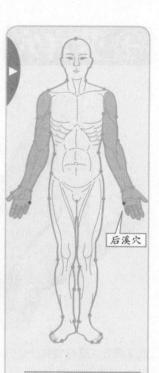

后溪穴

注：● 处即所讲穴位

穴义	后，与前相对；溪，水注川曰溪。此穴位于小指末节四陷处，故名后溪。此穴乃手太阳小肠经之输穴，八脉交会穴之一。
定位	在手掌尺侧，微握拳，当小指本节（第五掌骨关节）后的远侧掌横纹头赤白肉际处。
简易取穴	自然微握拳，在手掌小指侧，手掌横纹末端处即是。
功能	疏经祛风、利节止痛、清热止宁。
病症	颈肩疼痛、颈椎病、落枕、腰椎病、神经衰弱等。

TIPS

贴心提示 ▼▼▼▼

将双手的后溪穴抵在桌沿或键盘上，来回滚动，每次刺激4分钟，此法可有效缓解颈椎病。

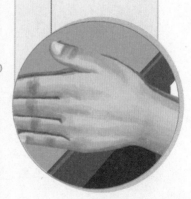

→ 养老穴 治疗老年病、糖尿病并发症

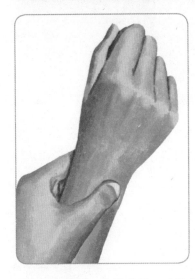

养老穴历来被认为是预防衰老的重要穴位。

首先，古代医家认为适当刺激本穴能够改善身体微循环，有效预防衰老，具有改善目视不明、头晕眼花、耳聋、腰酸背痛等老年病的功效，故将其命名为"养老"。

其次，现代医学研究发现，糖尿病患者往往伴有小肠功能紊乱症状，适当刺激养老穴可调节小肠功能，从而有效缓解视物模糊、多饮多尿、手足麻木等多种糖尿病并发症。

此外，针刺养老穴还可调理神经系统疾病，如脑血管病后遗症、肩臂部神经痛、坐骨神经痛及其引发的腿脚麻木等。相应脏腑发生病变时，养老穴还会有疼痛、酸胀感等，因此此穴也常被用来诊断疾病。

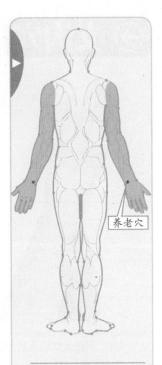

注：● 处即所讲穴位

穴义	养，奉养、养护；老，与少、小相对。人老则会视物不清，而本穴有明目的功效，故名养老。此穴乃手太阳小肠经之郄穴。
定位	前臂与手背相交处，在小指侧，一个明显突起的骨性标志，该标志近心端拇指侧的凹陷中。
简易取穴	掌心向下，用另一手指按住尺骨小头最高点；掌心转向胸部，手指滑入的骨缝中即为养老穴。
功能	舒筋祛风、明目止痛。
病症	目视不明、头晕眼花、耳聋、落枕、肩背肘臂酸痛、急性腰扭伤、坐骨神经痛、手足麻木等。

TIPS

贴心提示 ▼ ▼ ▼

腰腿痛患者可用艾条灸养老穴20分钟，然后前后左右旋转腰部或做下蹲、踢腿等动作。此法缓解腰腿痛疗效甚佳。

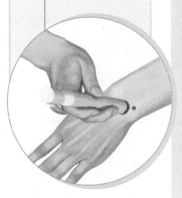

→ 支沟穴

减轻便秘，缓解胁肋疼痛

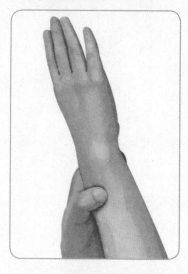

支沟穴医疗作用极大。

首先，在五脏六腑中三焦是气液运行的通道，三焦受邪则腑气不通而成便秘。支沟穴具有疏通三焦经脉、泻除三焦火气、清肠通腑的作用。适当刺激支沟穴，可促进肠蠕动和机体排毒，可润肠通便，对习惯性便秘有一定疗效。

其次，胁肋疼痛多为肝气不舒、气机升降失调所致。三焦有主持诸气出纳运化于一身之中的作用。三焦经与胆经相连，肝胆互为表里，刺激支沟穴有行气、调气的作用，能使气机升降恢复正常，缓解胁肋疼痛。明朝综合性医书《医学纲目》载："胁肋痛，取支沟透间使泻之。"

此外，三焦经循行经肩项、耳目、头面部，支沟穴又具有行气、通络、止痛的功效，因此近人常用其缓解头痛、耳鸣、耳聋等病症。

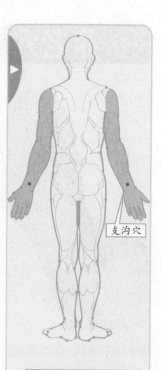

支沟穴

注：● 处即所讲穴位

穴义	支，通"肢"；沟，沟渠。此穴位于上肢两骨间，似沟，故名支沟。此穴乃手少阳三焦经的经穴。
定位	在前臂背侧，当阳池与肘尖的连线上，腕背横纹上3寸，尺骨与桡骨之间。
简易取穴	采取坐位或站位，在手腕正中央，往肩膀处延伸四横指处即是。
功能	行气活血、舒筋通络、通调腑气。
病症	便秘、热病、肩背疼痛、肋痛、手指震颤、耳鸣、耳聋、呕吐等。

 贴心提示

TIPS

每天早晚按揉支沟穴5分钟，再按揉大肠俞穴5分钟，可减轻便秘。

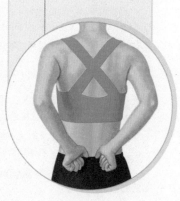

中渚穴 缓解头晕目眩，提升血压

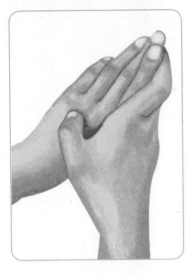

中渚穴是手少阳三焦经上的要穴。

首先，刺激中渚穴可舒经活络，保持头部气血运行通畅。长时间伏案工作或长时间保持同一姿势的人，如果起身过快，往往会感到头晕目眩，此时可深呼吸后迅速按揉中渚穴约6秒，然后缓慢吐气后再按压该穴。此法对缓解头晕目眩的症状十分有效。

其次，三焦经与心包经互为表里，心包经与心脏关系密切。低血压患者选择中渚穴给予适当刺激，对缓解低血压有很好的效果。

此外，中渚穴还具有舒筋、止痛的作用，可以用来缓解落枕、颈项部疼痛、局部肌肉僵硬等症状。而现代研究表明，适当刺激中渚穴对腰肌劳损、肋间神经痛也有一定疗效。

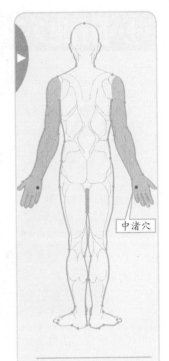

中渚穴

注：● 处即所讲穴位

穴义	中，人身元气之根本；渚，水中的小块陆地。此穴居两骨之间，若江中之渚，故穴名为中渚。此穴乃手少阳三焦经的输穴。
定位	位于手背部位，小指与无名指指根间下2厘米手背凹陷处。用力按压，会有力量脱落的感觉。
简易取穴	伸开手掌，掌心向下，在无名指掌指关节的后方，第四、五掌骨间的凹陷处即是。
功能	疏经止痛、泄热利窍、益气利咽。
病症	头晕目眩、头痛、耳聋、耳鸣、咽喉肿痛、落枕、颈项疼痛、肋间神经痛、腰肌劳损等。

TIPS

用发卡刺激中渚穴的效果更好。

贴心提示 ▼▼▼

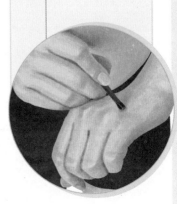

→ 阳池穴　消除手足冰冷，减轻踝关节痛

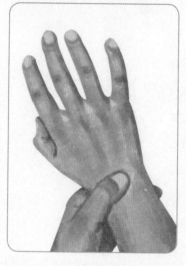

阳池穴是人体重要的"暖身"大穴之一。

首先，阳池穴是三焦经的原穴，三焦经气血在此囤聚热量后化为阳热之气。常按揉此穴可疏通三焦经，增强三焦运化气血的功能，畅通全身血液循环，将热能传达至全身，从而缓解手足常年冰冷的现象。

其次，脚踝扭伤也可通过点按阳池穴来治疗。阳池穴是手少阳三焦经上的穴位，手少阳三焦经与足少阳胆经为同名经，同气相通二者在瞳子髎穴处相接。胆经的循行线经过踝部，刺激阳池穴后，三焦元气可通过胆经行至足踝，从而舒筋利节，缓解踝关节肿痛。

此外，对于女性来说，阳池穴还具有缓解痛经症状的功效。

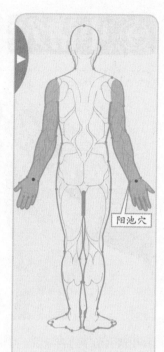

阳池穴

注：● 处即所讲穴位

穴义 !!	阳，指手背；池，陷。此穴属阳经，穴处手腕背部又凹陷处似池，故名阳池。此穴乃手少阳三焦经之原穴。
定位	在腕背横纹中，当指伸肌腱尺侧缘凹陷处。
简易取穴	正坐，手背翘起时手腕处会出现褶皱，靠近手背的皱褶与第3、4掌骨间直上的交点处即为阳池穴。
功能	调理三焦、疏经通络、养阴润燥。
病症 ◎	手足冰冷、痛经、关节肿痛、掉发、糖尿病、风湿热等。

 TIPS

贴心提示 ▼▼▼▼

按揉阳池穴时，若能配合按揉劳宫穴，对缓解手脚冰凉症状效果明显。

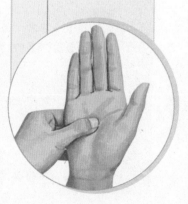

→ 合谷穴　有效镇痛，调节血压

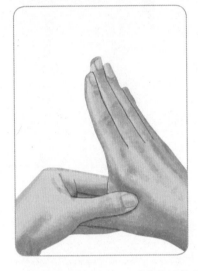

　　合谷穴是人体重要穴位之一，治疗作用广泛。

　　首先，合谷穴是快速止痛的特效穴。我国古代拔牙时常针灸此穴以达到麻醉之效。研究证明，刺激合谷穴可提高人体的痛阈和耐痛阈，其有效镇痛的效果比其他穴位要快。故平时可掐此穴来缓解牙龈肿痛、头痛、咽喉痛、扁桃体痛等痛症。

　　其次，适当刺激合谷穴有助于改善冠状动脉血液循环；而用重刺激手法刺激此穴，可引起血管舒张反应，对血压有良性调节的作用。

　　此外，合谷穴还是人体的长寿穴位之一，可广泛调节人体机能。如可使人体免疫力增强；可良性调节血糖，治疗糖尿病等。

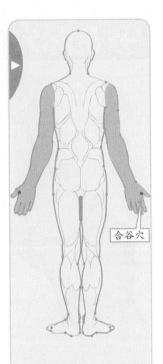

合谷穴

注：● 处即所讲穴位

穴义	合，开合；谷，两山之间的空隙，即山谷。此穴位于大拇指和食指之间，在两穴的开阔处，形似深谷，故名合谷。此穴乃手阳明大肠经之原穴。
定位	在手背，第一、二掌骨间，第二掌骨桡侧的中点处。
简易取穴	将拇指和食指张成45°时，位于骨头延长角的交点。
功能	疏风解表、通经活络、平肝息风、镇静安神、清热凉血。
病症	高血压、糖尿病、头痛、牙痛、口眼歪斜、耳聋、腮腺炎、咽喉肿痛、腹痛、便秘、闭经等。

TIPS

贴心提示 ▼ ▼ ▼

　　合谷穴是急救穴。因中暑、中风而晕厥的人，用拇指掐其合谷穴2～3分钟，患者一般会苏醒。也可用笔或牙签重刺。

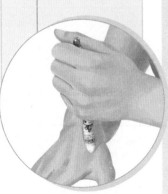

→ 鱼际穴

增强儿童食欲，治疗肺经热病

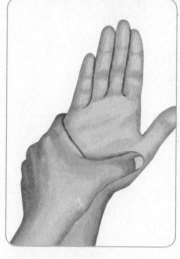

鱼际穴是手部的常用穴位之一，医疗作用广泛。

首先，鱼际穴是调节肠胃功能的要穴。父母常轻轻点按孩子的鱼际穴，不仅可加强孩子的胃蠕动，消食化滞，同时还可增强孩子脾胃功能。这样孩子就会吃得香、睡得好。

其次，鱼际穴属手太阴肺经，对治疗"肺经"病效果甚佳。适当刺激鱼际穴有宣肺清热、利咽止痛、温肺散寒、化痰平喘的作用，可有效缓解感冒、咳嗽、咽喉肿痛、支气管炎、肺炎、扁桃体炎、咽炎等肺经热证。而现代医学研究也证实，适当刺激鱼际穴确实可有效平喘。

此外，按揉鱼际穴还对小儿疳积有一定的治疗效果。

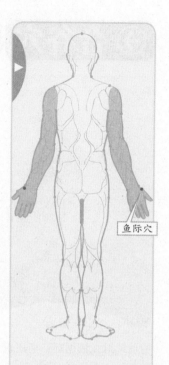

鱼际穴

注：● 处即所讲穴位

穴义	鱼，鱼腹；际，边际。穴位所在之处肌肉似鱼腹，又是赤白肉际处，故穴名鱼际。此穴乃手太阴肺经之荥穴。
定位	手掌上，当第一掌骨中点桡侧，赤白肉际处。
简易取穴	打开手掌，在拇指本节（第一掌指关节）后凹陷处。
功能	宣肺清热、利咽止痛、温肺散寒、化痰平喘。
病症	食欲不振、哮喘、支气管炎、肺炎、扁桃体炎、咽炎、感冒、咳嗽、咽喉肿痛等。

TIPS

贴心提示 ▼▼▼

易感冒者每天坚持搓鱼际穴，能改善体质，提高其抵御外邪的能力。父母可用牙刷，轻轻刷擦小儿的鱼际穴。

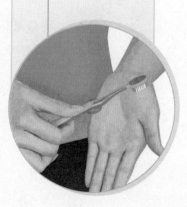

→ 太渊穴　止咳化痰，缓解腕部不适

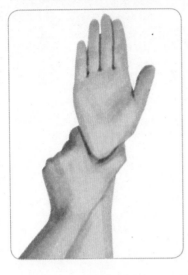

太渊穴历来是治疗肺经病的重要穴位。

首先，人体肺经若遇内外邪气侵袭就会宣肃失常，出现咳嗽、气喘等症状。太渊穴是肺经原穴，为肺经经气渐盛之处，具有补肺气、强壮肺脏的功效，能够很好地理肺舒气，常用于缓解脾肺两虚引起的咳嗽多痰症状。现代医学实验表明，刺激太渊穴确实可降低气道阻力而改善肺的呼吸机能。对于感冒患者而言，经常按揉太渊穴还可缓解感冒带来的各种不适症状。

其次，由于太渊穴位于腕部，因此按揉太渊穴对腕部疾病也有很好的效果。长时间使用鼠标导致的腕部疼痛，可通过按揉太渊穴来缓解。

此外，太渊穴对脑出血、高血压等心血管疾病也有一定的疗效。

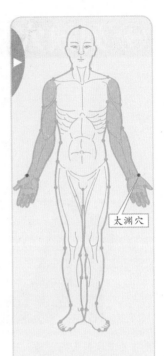

太渊穴

注：● 处即所讲穴位

穴义	!!!	太，大，加甚之义；渊，深潭。此穴为手太阴肺经经气输注较深处，形似水渊，故名太渊。此穴乃手太阴肺经之输穴，又是八会穴之"脉会"。
定位	⊙	在腕掌侧横纹桡侧，桡动脉搏动处。
简易取穴	＞	采用正坐、伸臂仰掌的姿势，在手腕横纹上，拇指根部侧面即是。
功能	◰	疏风解表、宣肺止咳、益心通阳、祛瘀通血脉。
病症	◎	百日咳、咳嗽、气喘、痰多、感冒、咳血、高血压、胸痛、咽喉肿痛、腕臂痛、心绞痛等。

🔊 **TIPS**

贴心提示 ▼▼▼

晚上睡前取一片白参捣碎贴在两侧太渊穴，外面用医用纱布和医用胶布固定，次日早晨起床后取下。此法对缓解颈椎病有一定效果。

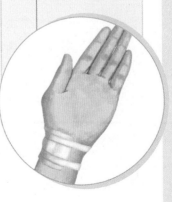

→ 列缺穴　有效平喘，缓解头面部疾患

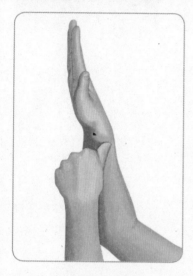

列缺穴是人体重要穴位之一。

首先，列缺穴属手太阴肺经，因此其与人体肺脏机能关系密切。现代医学研究表明，刺激列缺穴可改善肺的通气量，降低呼吸道阻力，缓解支气管平滑肌痉挛，使支气管黏膜血管收缩，减轻水肿，从而达到有效平喘的目的。

其次，自古就有"头项寻列缺"的说法，即头面部的多种疾病都可选用列缺穴作为调理穴位。日常生活中，人们常常会出现偏头痛现象，这其实大多数都是由于外感风寒所致，此时指压列缺穴可有效缓解头痛症状。耳鸣、双目干涩等症状也可通过按揉列缺穴来减轻。

此外，针刺列缺、太溪穴还能增强肾脏功能，降低血压。

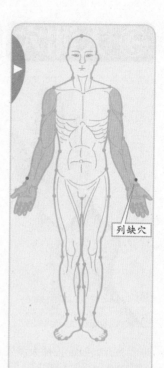

列缺穴

注：● 处即所讲穴位

穴义	列，排列；缺，凹口。古代称天际裂缝为列缺。肺经从穴处分出络脉别走大肠经，故此穴名列缺。此穴乃手太阴肺经之络穴，八脉交会穴之一，通任脉。
定位	在前臂桡骨茎突上方，腕横纹上1.5寸处。
简易取穴	采用正坐姿势，两手虎口交叉，一手食指压在另一手的桡骨茎突上，食指尖所指凹陷处即是。
功能	降气平喘、降压消肿。
病症	支气管哮喘、高血压、感冒、神经性头痛、落枕、腕关节疼痛等。

TIPS

贴心提示 ▼▼▼

当手腕发生腱鞘炎时，可在列缺穴处贴上膏药，如此很便可消炎止痛。

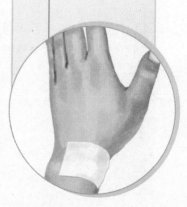

→ 神门穴

安神养心，改善心脏功能

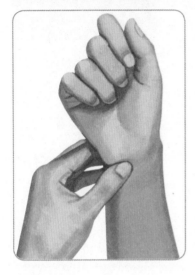

神门穴是安神养心最好的穴位之一。

中医有云："治脏者治其俞。"神门穴乃心经俞穴，按摩它可调理心脏本身的疾病。中医有云："五脏有疾当取十二原。"神门穴也是一个原穴，按摩它还可以调理五脏疾病。经现代科学研究证实，适当刺激神门穴能够改善冠心病患者的心脏功能，对冠心病、心绞痛具有显著疗效。而对于普通人来说，常常按揉神门穴能养护心脏，降低多种心血管疾病的发病率。

此外，按摩神门穴还可松弛过度紧张、焦虑的中枢神经，有效缓解失眠、焦虑等症状，促进胃消化。而现代医学研究证实，刺激神门穴还能引出心经的经络感传，有效改善心源性哮喘。

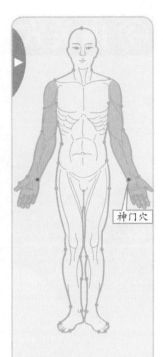

神门穴

注：● 处即所讲穴位

穴义	神，心神；门，门户。心藏神，此穴为心经的气血物质对外输出之处，故名神门。此穴乃手少阴心经之俞穴。
定位	手腕和手掌关节处小指一侧的腕横纹中。
简易取穴	采用正坐、仰掌的姿势，手腕和手掌关节处，小指那一侧的腕横纹中即是。
功能	养心安神、补益心气、活血补肾、宣肺止血。
病症	冠心病、心绞痛、神经衰弱、失眠、焦躁、扁桃体炎、产后失血、淋巴腺炎等。

 TIPS

贴心提示 ▼ ▼ ▼

用塑料小夹子夹住神门穴2秒钟，然后放开。如此反复数次，可促进睡眠。

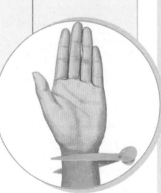

→ 内关穴　治疗心脏、肠胃疾病

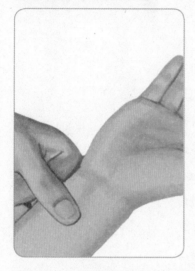

内关穴是治疗多种疾病的首选穴。

首先，内关穴自古以来就是中医治疗心脏疾病的要穴。经临床验证，几乎所有与心脏有关的疾病都可以通过按揉内关穴来缓解，如风湿性心脏病、心肌炎、冠心病、心绞痛、心律不齐等。现代医学实验表明，刺激内关穴可有效改善心脏功能，增加心肌的供血，降低心肌的耗氧量，改善心脏微循环，缓解心绞痛。

其次，内关穴还是治疗肠胃疾病的常用穴位，对胃痛、恶心、呕吐等胃肠不适症状有显著的疗效。临床研究证明，适当刺激内关、足三里、中脘等穴，有和胃降逆、理气止痛的作用，对缓解胃脘痛效果甚好。

此外，按揉内关穴还可快速、有效地缓解落枕不适，以及改善失眠。

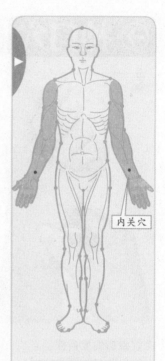

内关穴

注：● 处即所讲穴位

穴义	内，内部；关，关卡、关键。此穴是主治心与心包疾病的关键穴位，故得此名。此穴乃手厥阴心包经之络穴，又是八脉交会穴之一，通阴维脉。
定位	位于前臂掌面的中部，腕横纹上2寸，掌长肌腱与桡侧腕屈肌腱之间。
简易取穴	采用正坐或仰卧并仰掌的姿势，从近手腕之横皱纹的中央，往上约三指宽的中央处即是。
功能	益心安神、和胃降逆、理气止痛。
病症 ◎	风湿性心脏病、心肌炎、冠心病、心绞痛、心律不齐、胃痛、恶心、呕吐、打嗝、腹泻等。

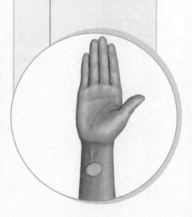

→郄门穴

有益于急性乳腺炎、心绞痛的治疗

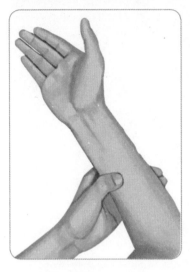

中医认为，心包经主一身之血，郄门穴作为心包经经气出入的门户，其地位尤为重要。

首先，郄门穴是心包经的郄穴，郄穴治急症，心包经又经过乳腺、乳房旁边，因此郄门穴可有益于治疗急性乳腺炎。

其次，由于心包经对心脏功能有调整作用，因此适当刺激郄门穴能有效改善心肌功能，使冠心病、心绞痛患者心率减慢，心肌收缩力增强。

此外，现代研究表明，刺激郄门、尺泽、肺俞等穴，有清营止血的作用，可减轻咳血症状；针刺郄门穴对肺功能有调整作用。在手术过程中，若心气受扰，病人可能会出现心悸、气急、烦躁等反应，此时针刺郄门穴可达到宁心安神之功效。

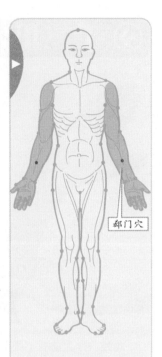

郄门穴

注：● 处即所讲穴位

穴义	郄，孔隙；门，门户。此穴乃心包经经气出入的门户，故名郄门。此穴乃手厥阴心包经的郄穴。
定位	腕横纹上5寸，桡侧腕屈肌腱与掌长肌腱之间。
简易取穴	手掌向上，沿着前臂掌侧，腕横纹上五指宽处即是。
功能	疏经理血、宁心安神、宽胸利膈。
病症	急性乳腺炎、冠心病、心绞痛、心悸、胸痛、心烦、咳血、呕血、衄血、疔疮等。

贴心提示 ▼▼▼

TIPS

找不准郄门穴的人，可以用手掌轻轻拍打手腕部位，此法也可对郄门穴起到一定的刺激作用。

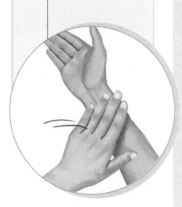

→ 手三里穴　改善肠胃功能，镇痛安神

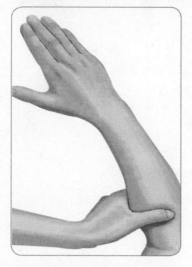

手三里穴为大肠经要穴。

首先，手三里穴善治消化系统疾病，这是因为大肠经与胃经是同名经，同气相通。现代医学研究证明，刺激手三里穴可调整肠胃功能。因此，关于肠胃的疾病，如胃痛、腹泻、消化不良、呕吐等都可选取手三里穴作为调理穴位。

其次，手三里穴的镇痛作用也非常明显，研究表明，针刺手三里穴可显著提高皮肤痛阈。

此外，作为前臂上的要穴，手三里穴还可缓解前臂疼痛、麻木等症状。手三里穴还有清热泻火功效，按摩手三里穴有消除炎症、提高机体免疫功能的作用。因此临床常用手三里穴缓解胃肠积热或风邪累积所致的牙龈发炎、扁桃体发炎等病症。

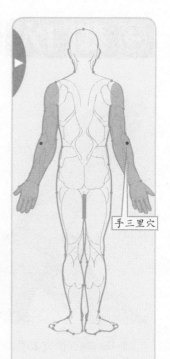

注：● 处即所讲穴位

穴义	手，上肢；三，基数词；里，古代有"以里为寸"的说法。此穴距肘髎穴3寸，故名手三里。此穴属于阳明大肠经。
定位	在前臂背面桡侧，当阳溪与曲池连线上，肘横纹下2寸。
简易取穴	作阳溪穴和曲池穴的连线，从曲池穴向下量取三指宽处，即为手三里穴。
功能	疏经通络、调理肠腑、理气止痛。
病症	胃痛、腹泻、消化不良、呕吐、牙痛颊肿、扁桃体炎等。

TIPS

贴心提示 ▼▼▼

将双手交叉在胸前，形成环抱姿势，然后分别刺激两臂的手三里穴，此法可缓解手臂疼痛。

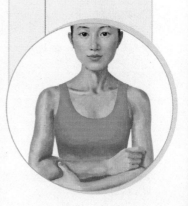

→ 曲池穴　有效降压，消除粉刺

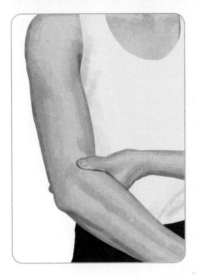

曲池穴是强壮身体、美容养颜的要穴之一。

首先，曲池穴调节血压的作用已被现代医学所证实。临床研究发现，血压异常者适当刺激其曲池穴后，每分钟心搏出量、血管弹性扩张系数、左心室有效泵力和有效循环血量明显增加，其他临床症状也得到明显缓解。

其次，曲池穴是手阳明大肠经上的要穴，因此也具有大肠经的排毒功效。适当刺激曲池穴，可促进血液中毒素的排出，达到消除脸部粉刺、减轻皮肤粗糙的目的。

此外，刺激曲池穴还可有效改善人体的消化系统、血液循环系统和内分泌系统，对缓解便秘、冠心病和糖尿病有很好的效果。

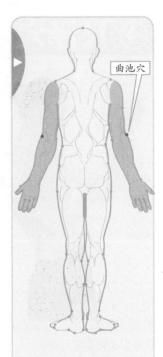

曲池穴

注：● 处即所讲穴位

穴义	曲，弯曲；池，池塘。曲肘之时，穴处有凹陷，形似池塘，故名曲池。此穴乃手阳明大肠经之合穴。
定位	在肘横纹外侧端，屈肘，当尺泽与肱骨外上髁连线中点。
简易取穴	采用正坐、侧腕的姿势，曲肘时横纹尽处，即肱骨外上髁内缘凹陷处就是曲池穴。
功能	疏风解表、清热止痛、温阳散寒。
病症	高血压、肩肘关节疼痛、上肢瘫痪、扁桃体炎、甲状腺肿大、急性胃肠炎、便秘、痤疮等。

贴心提示 ▼▼▼

TIPS

发生中暑或出现牙痛时，可用笔、牙签等硬物按压曲池穴，对退热、止痛有显著效果。

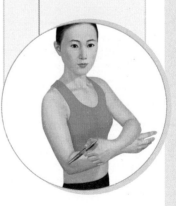

→ 尺泽穴　缓解肘臂挛痛，补益肾气

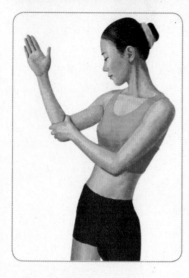

尺泽穴是手太阴肺经的合穴，是临床诊疗常用的上肢部穴位之一。

首先，合穴主治循经病，手臂内侧为肺经的循行区，故尺泽穴对肺经经气不畅引起的肘臂挛痛、肘关节屈伸不利等症状有良好的治疗效果。

其次，在中医理论中，肺属金，肾属水，金能生水，也就是说，肺气充足了就可以补充给肾。按揉尺泽穴可将肺经多余的能量转移到肾经上去，故此穴历来为补肾良穴。

此外，按揉尺泽穴还有降血压的作用，对治疗高血压有一定疗效。而实验表明，刺激尺泽穴能使肠胃功能增强，还能有效抗炎杀菌、消肿止痛，因此尺泽穴可有效减轻腹泻、咳嗽、扁桃体炎等症。

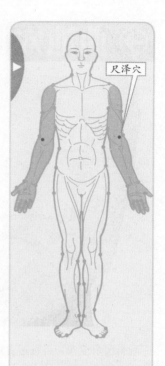

尺泽穴

注：● 处即所讲穴位

穴义	尺，指从肘横纹到腕横纹的距离大约为1尺；泽，池。手太阴肺经的经气顺着经脉流聚此穴处，有河水入泽之象，故此穴名尺泽。此穴乃手太阴肺经的合穴。
定位	位于手臂肘部，将手臂上举，在手臂内侧中央处有粗腱，腱的外侧处即是。
 简易取穴	采用正坐、仰掌并微曲肘的取穴姿势，在肘横纹中，肱二头肌腱桡侧凹陷处，即为尺泽穴。
功能	调理肺气、行气活络、祛瘀止痛、止咳平喘、清咽利喉。
病症	咳嗽、扁桃体炎、咳血、气喘、咽喉肿痛、急性胃肠炎、吐泻、高血压、手臂痛、小儿惊风等。

 TIPS

贴心提示 ▼▼▼

每天早上醒来后沿手臂内侧的肺经来回搓擦，至皮肤温热。此法不但能使皮肤变得有光泽，而且还有减肥的功效。

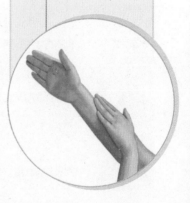

→ 上廉穴　快速缓解疼痛，有效减轻便秘

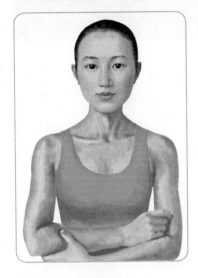

上廉穴是手阳明大肠经分布在前臂的重要穴位。

首先，上廉穴能够快速缓解疼痛。家庭成员意外受伤，如腱鞘炎、腰扭伤、脚踝扭伤时，按揉上廉穴能有效镇痛。而落枕时所出现的颈项疼痛，也同样可以通过按摩上廉穴来缓解。

其次，适当刺激上廉穴能够增强肠胃功能，促进大肠蠕动，具有清肠毒的功效。若配合下廉穴一起使用，对改善便秘症状效果较好。

此外，上廉穴穴下分布有前臂背侧神经、桡神经深支、桡动脉肌支与头静脉。适当刺激上廉穴，对消除手臂麻木、疼痛有奇效，配合曲池穴使用，效果更佳。

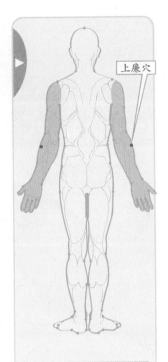

上廉穴

注：● 处即所讲穴位

穴义	上，与下相对；廉，廉形为菱角之状。屈肘握拳时，穴处肌肉隆起，形如菱角，故得此名。此穴属手阳明大肠经。
定位	位于人体的前臂背面桡侧，当阳溪穴与曲池穴连线上，肘横纹下3寸处。
简易取穴	掌心面向身体，从食指到肘部的肌肉，隆起的最高部位即是。
功能	通经活络、活血止痛。
病症	肌肉损伤引发的各种疼痛，半身不遂，手臂麻木，便秘，肠鸣，腹痛等。

 TIPS

贴心提示 ▼

用艾炷灸上廉穴3～5壮，或用艾条灸5～10分钟，此法对缓解颈椎病有一定效果。

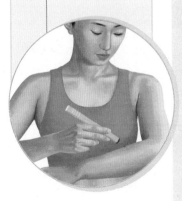

XIAZHI YAOXUE

下肢要穴

→ 涌泉穴　利尿、镇痛，强健体质

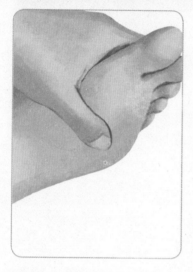

涌泉穴是人体第二长寿大穴。

首先，适当刺激涌泉穴可促进血液、淋巴液在体内的循环，改善人体新陈代谢，具有利尿作用。现代医学研究还证明，刺激涌泉穴可使穴位外周血液循环中的白细胞分布改变，有利于机体对抗创痛性刺激，有镇痛作用。

其次，涌泉穴是肾经要穴，常常按摩可补肾壮阳。肾是主管生长发育的重要脏器，肾精充足人才能发育正常、思维敏捷、体质强健。老年人常推搓涌泉穴，可使精力旺盛，防病能力增强。

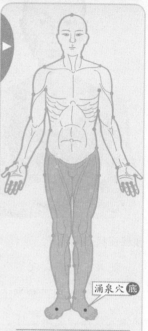

涌泉穴 底

注：● 处即所讲穴位
底 即穴位位于足底

 穴义 涌，涌出；泉，泉水。此穴居足心，为脉气所出之处，故名涌泉。此穴乃足少阴肾经之井穴，是机体中位置最低的穴位。

 定位 涌泉穴位于足底部，在足前部凹陷处，第二、三趾趾缝纹头端与足跟连线的前1/3处。

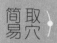 简易取穴 采用正坐或仰卧、跷足的姿势，卷足时，足前部的凹陷处即为涌泉穴。

 功能 疏经止痛、泄热利窍、平肝息风。

 病症 精力减退、失眠、多眠、高血压、焦躁、糖尿病、过敏性鼻炎、更年期障碍、肾脏病等。

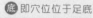 TIPS

贴心提示

将乒乓球或玻璃球放在脚下来回滚动数分钟，以刺激涌泉穴，常年坚持可增强体质。

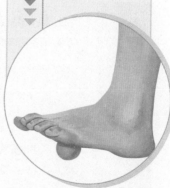

➜ 足三里穴

保健要穴，善治胃病

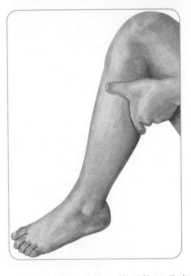

足三里穴也是人体长寿大穴之一。

足三里穴是足阳明胃经上最重要的穴位之一，对人体的许多系统都有调整作用，对多种疾病都有显著的疗效，尤其是胃病。适当刺激足三里穴可加速胃蠕动，影响胃液分泌，对胃功能具有调节作用。因此足三里穴一直是临床治疗多种胃腑疾病尤其是胃、十二指肠溃疡的常用穴。

此外，适当刺激足三里穴可提高大脑皮层细胞的功能，使垂体泌乳素升高，促进乳汁分泌；还对血压、心率以及心脏功能有良好的调整作用。对于阑尾炎患者而言，刺激足三里穴可使阑尾运动加强，加速阑尾内容物排空，有利于炎症的消除。足三里配合阳陵泉、行间穴使用，有理脾胃、疏肝胆的作用，可调理急性肝炎。

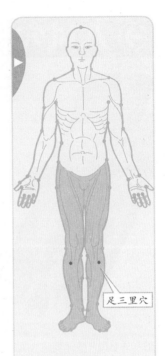

足三里穴

注：● 处即所讲穴位

穴义	足，下肢；三里，三寸。古人认为刺激此穴后可增强下肢肌力，使人再走三里路，故称其为足三里。此穴乃足阳明胃经的合穴。
定位	小腿前外侧面的上部，犊鼻下3寸，距离胫骨前缘1寸。
简易取穴	右手食指第二关节沿左腿胫骨上移，至有突出的斜面骨头阻挡为止，指尖处即为此穴。
功能	调理肝脾、补益气血、燥湿健脾、生发胃气、疏肝清热。
病症	胃下垂、急慢性肠胃炎、胃及十二指肠溃疡、食欲不振、阑尾炎、急慢性胰腺炎、肝炎等。

TIPS

贴心提示 ▼▼▼

平时可用牙签、发夹、笔端等硬物点击足三里穴，如此可激发体内经气，强健身体。

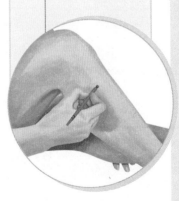

八风穴
治疗足部病变，平静情绪

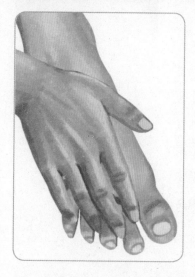

八风穴属经外奇穴，又名"阴独八穴""八冲"。

首先，八风穴位于双脚，穴下分布有趾背神经、足背神经，深层分布有腓深神经，足背动、静脉。刺激八风穴，可改善足部血液循环，消除浮肿，对足部疼痛、麻木、红肿有显著疗效。用手指螺纹面对八风穴进行拖拉揉搓，具有良好的排毒作用，可有效预防脚气病、类风湿性关节炎等病变的进一步发展。如果足部被毒蛇咬伤，马上用三棱针刺破八风穴放血，可以很快将蛇毒排出。

其次，八风穴与自律神经关系密切，当出现烦躁、歇斯底里等情绪时，按压此穴可抑制亢奋的神经，使情绪平静下来。

此外，刺激八风、八邪二穴，对改善中风后遗症等也有显著疗效。

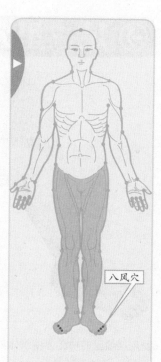

八风穴

注：● 处即所讲穴位

穴义	八，基数词；风，风口。此穴属经外奇穴。
定位	在足背侧，第1~5趾间，趾蹼缘后方赤白肉际处，左右各4个，共8穴。
简易取穴	取正坐位或仰卧位，在脚面上，5根脚趾的趾缝之间的4个穴位，双脚共8个。
功能	祛风通络、活血消肿、清热解毒。
病症	脚气病、脚背红肿、足趾肿痛、脚弱无力、足背麻木、足趾青紫、毒蛇咬伤、风湿病等。

贴心提示

TIPS

刺激八风穴的简易方法：坐在地上或椅子上，将手指插入脚趾缝，用另一只手稳住脚踝，然后来回转动脚踝。

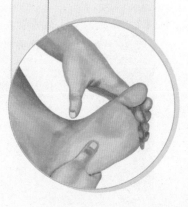

→ 太溪穴

补肾，缓解肾虚引起的不适

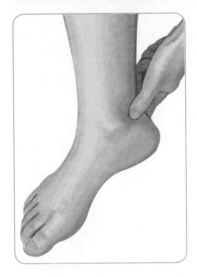

太溪穴在古代又被称为"回阳九穴"之一，是滋养肾阴的要穴。

太溪穴是肾经的输穴，又是肾的原穴，加以刺激可有效调理肾脏问题。经现代科学研究表明，刺激太溪穴对肾功能有调整作用。而临床实验也显示，刺激肾炎病人的太溪穴，可增强肾脏的泌尿功能，使高血压下降，使浮肿减轻或消失，并可缓解因肾炎引发的不适症状。

太溪穴还起着向外输送太阴精气、滋阴补肾的作用，经常按揉太溪穴有固肾、强腰膝的功效，对因肾虚引起的阳痿、遗精、月经不调、痛经、精力不济、头痛、目眩、脱发、腰酸、耳鸣、手脚冰冷等症状均有良好疗效。

此外，因脑髓由肾所主，故刺激太溪穴还可调养受伤的大脑。

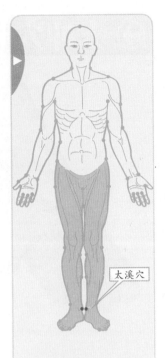

太溪穴

注：● 处即所讲穴位

穴义	太，巨大；溪，沟溪。肾水出于涌泉穴，经过然谷穴，聚于此处汇成大溪，故此穴名太溪。此穴乃足少阴肾经输穴。
定位	足内侧，内踝后方，在内踝尖与跟腱之间的凹陷中。
简易取穴	采用正坐、平放足底或仰卧的姿势，足内踝后方与脚跟骨筋腱之间的凹陷处即是。
功能	滋阴补肾、温肾壮阳、清热生气。
病症	肾炎、月经不调、失眠、遗精、阳痿、腰脊痛、下肢厥冷、脱发、头痛、目眩、牙痛、耳鸣等。

TIPS

贴心提示 ▼▼▼

过敏性鼻炎患者可每天灸涌泉、太溪穴各10分钟。坚持一段时间鼻炎症状会慢慢好转。

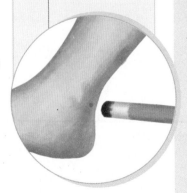

→ 太冲穴 促进排毒，降低血压

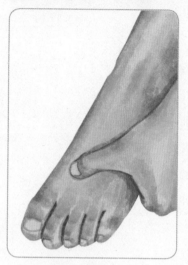

太冲穴堪称人体第一要穴。

首先，肝脏有人体的"解毒工厂"之称，许多慢性病都是由肝脏异常导致体内毒素堆积而引发的。而人体只有将毒素排出后，才能使体魄强健，百病不生。适当刺激太冲穴可有效调节肝经，增强肝脏解毒、化毒、排毒功能。对于心烦易怒的人来说，常常点按太冲穴还有平肝清热、清利头目的作用，能使心情恢复平静。而心情平和，又能反过来保养肝脏。

其次，适当刺激太冲穴还有良好的降压效果，可缓解因肝气升发太过而造成的血压负担。

此外，常常按揉太冲穴还能防止肌肉老化，缓解腰背酸痛。

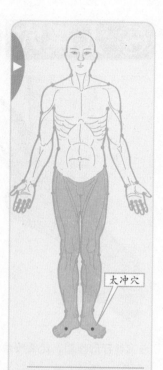

太冲穴

注：● 处即所讲穴位

穴义 !!	太，同"大"；冲，冲射状。肝藏血，肝经少气多血，此穴处血气呈夸大欲冲之象，故穴名太冲。此穴乃足厥阴肝经之输穴。
定位 ◉	在足背侧，当第一跖骨间隙的后方凹陷处。
简易取穴	正坐或仰卧，以手指沿足大趾、次趾夹缝向脚背移压，压至感觉到动脉应手，此处即为太冲穴。
功能	镇静安神、平肝息风、舒筋活络、疏肝理气。
病症 ◎	高血压、更年期综合征、子宫疾患、月经不调、尿道炎、疝气、遗尿、胁痛、下肢痿痹等。

贴心提示 ▼▼▼

TIPS

用牙签来刺激太冲穴，其效果也非常好。

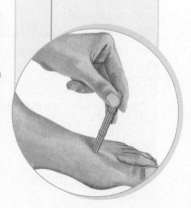

→ 太白穴

调节血糖，消除湿疹

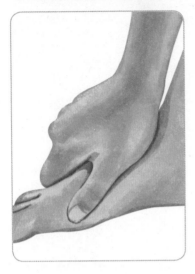

太白穴是足太阴脾经上的要穴，医疗作用极大。

首先，太白穴健脾补脾的效果比其他穴位都要强。刺激太白穴可补充脾经经气的不足，有效增强脾胃功能，调节血糖。现代医学研究证实，太白穴对血糖有良性调节作用。对于湿疹患者来说，其病源多出自脾脏，因此经常点按太白穴，还可有效健脾除湿，消除湿疹。

此外，脾主管食物的吸收和运化，当人体出现消化系统疾病时，很可能是脾脏出了问题。此时适当刺激太白穴，对消化系统疾病也有一定的治疗效果。临床验证，针刺太白、公孙、大肠俞、三焦俞等穴，可缓解肠鸣、腹泻。

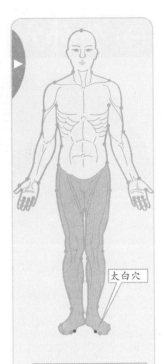

注：● 处即所讲穴位

穴义	太，大；白，白色。脾属土，土能生金，金为白色，故此穴名太白。此穴乃足太阴脾经之原穴。
定位	在足内侧缘，当足大趾本节后下方赤白肉际凹陷处。
简易取穴	仰卧或正坐，平放足底，在足内侧缘，第一跖骨小头后下方凹陷处。
功能	健脾和胃、清利湿热。
病症 ◎	糖尿病、湿疹、胃痛、腹胀、呕吐、打嗝、肠鸣、泄泻、痢疾、便秘、脚气、痔漏等。

TIPS

贴心提示

用艾条灸两侧太白穴，共持续约半小时，可快速消除肌肉酸痛症状。

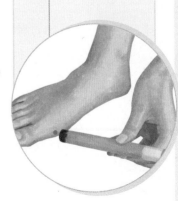

→ 公孙穴　治疗胸腹病症，缓解痛经

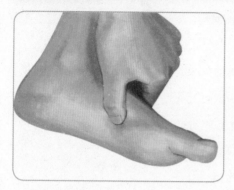

公孙穴通常是治疗胸腹病症的要穴。

首先，公孙穴是脾经和冲脉的能量汇聚点和调控中心，既能调治脾经，又能调治冲脉。因此刺激公孙穴可以畅通腹部的经络、气血，对缓解胸腹疼痛、心痛、胃痛、腹胀等有显著疗效。现代医学研究也证实，刺激公孙、中脘、内关三穴，确实对缓解胃痛有奇效。

其次，公孙穴通冲脉，冲、任二脉起于子宫，与女子月经、生育密切相关。冲脉有含蓄十二经气血的作用。常常点按公孙穴，相当于对人体十二经的气血进行全面疏导，有行瘀止痛的功效，对缓解痛经效果显著。

此外，公孙穴与丰隆、中魁、膻中等穴一起使用，还有健脾化痰的作用，可改善呕吐、痰涎、眩晕等症。

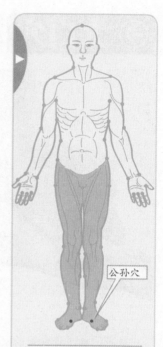

公孙穴

注：● 处即所讲穴位

穴义	公，众；孙，孙络。此穴处为脾经络脉的分支处，故得此名。此穴乃足太阴脾经的络穴，是八脉交会穴之一，通冲脉。
定位	在足内侧，第一跖骨基底部的前下方。
简易取穴	采用坐位或站位，在足内侧，大趾趾跟后约2寸处。
功能	健脾化痰、和中消积、通经止痛。
病症	胃痛、呕吐、腹痛、腹胀、泄泻、消化不良、痛经、急慢性肠胃炎、眩晕、痰涎等。

TIPS

贴心提示 ▼▼▼▼

除了指压该穴外，还可用柔软的毛刷轻轻摩擦公孙穴。

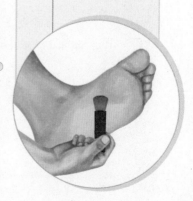

然谷穴

治疗糖尿病，消除烦躁口干

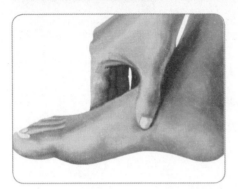

然谷穴是足少阴肾经要穴。

首先，然谷穴在古代一直是治疗"消渴"的常用穴位。"消渴"相当于现代的糖尿病。因此，糖尿病患者不妨经常按揉然谷穴。

其次，夜里烦躁口干睡不着时，也可按揉然谷穴。心里烦躁总想喝水是心火较旺的表现，然谷穴是肾经荥穴，具有平衡水火的功效，专治阴虚火旺。此时就可以用然谷穴来降火。

此外，适当刺激然谷穴还可增强肠胃功能，增强食欲。暴饮暴食后的肠胃不适，也可以通过适当按揉然谷穴来消除。倘若能每天坚持按揉然谷穴，可以让机体的肠胃一直保持在最佳状态。

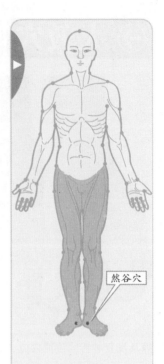

然谷穴

注：● 处即所讲穴位

穴义	然，指舟骨粗隆，古代称为然骨；谷，山谷。此穴在然骨前凹陷中，故名然谷。此穴乃足少阴肾经的荥穴。
定位	在足内侧缘，舟骨粗隆前下方，赤白肉际处。
简易取穴	正坐或侧卧，在脚内侧足弓弓背中部靠前的位置可以摸到一个骨节缝隙，然谷穴即在此处。
功能	疏经泄热、调理下焦、益肾利水。
病症	糖尿病、食欲不振、胃胀、泄泻、咽喉炎、肾炎、膀胱炎、月经不调、遗精、不孕等。

TIPS

用牙签刺激然谷穴效果更佳。

贴心提示 ▼ ▼ ▼

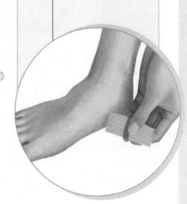

→ 大敦穴

治疗生殖系统疾病，镇静安神

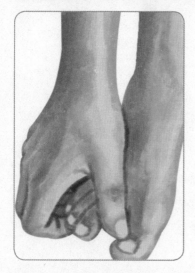

大敦穴是足厥阴肝经上的主要穴位之一。

首先，大敦穴所处的脚大趾是肝经的起始处，肝经的循行经过生殖器、肝脏等器官，因此适当刺激大敦穴，可治疗多种原因引发的生殖系统疾病。现代研究表明，艾灸大敦、隐白二穴，有补益肝脾的作用，可缓解功能性子宫出血。

其次，大敦穴自古以来就被视为镇静及恢复神智的重要穴位，适当加以刺激能起到镇定安神的作用，对缓解抑郁情绪有速效性，对昏迷者恢复神志有显著疗效。

此外，针刺大敦穴还对大肠运动有明显的调整作用，可使不蠕动或蠕动很弱的降结肠下部及直肠的蠕动加强。

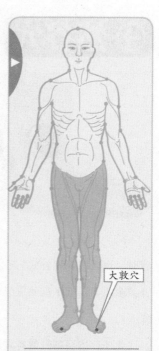

大敦穴

注：● 处即所讲穴位

穴义		大，巨大；敦，敦厚。穴位于足大趾端，此处敦厚，故名大敦。此穴乃足厥阴肝经之井穴。
定位		位于脚大趾的趾甲根部，靠近第2脚趾侧。
简易取穴		采用正坐或仰卧的姿势，在足大趾末节外侧，距趾甲角0.1寸处即是。
功能		行气止痛、益气固脱、调补肝肾。
病症		子宫出血、月经不调、血崩、尿血、遗尿、癫狂、癫痫、小腹痛等。

 贴心提示 ▼▼▼

TIPS

用发夹或牙签等硬物代替手指刺激大敦穴，疗效更显著。

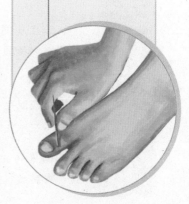

至阴穴

防止胎位异常，治疗妇科病

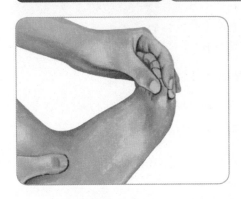

至阴穴是一个妇科要穴。

首先，现代医学研究表明，适当针刺至阴穴，可促进肾上腺皮质激素分泌，使子宫活动加强，宫缩频率加快，子宫紧张度升高，胎儿心率加快，从而防止胎位出现异常。

其次，经常按揉至阴穴还能提高肾脏机能，对许多妇科疾病，如月经不调、崩漏、带下、痛经、闭经、更年期综合征以及乳痛、乳癖等都有一定的治疗作用。

此外，适当刺激至阴穴还能增强膀胱机能，使尿液排泄顺畅，缓解排尿疼痛症状。而至阴穴配合风池、攒竹等穴使用，还有祛风邪、清头目的功效，可缓解头痛、目痛等疾病。

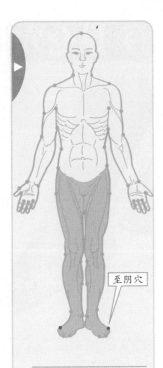

注：● 处即所讲穴位

穴义	至，极，最；阴，与阳相对。至阴穴所在的膀胱经由此下至足少阴肾经。此穴乃足太阳膀胱经之井穴。
定位	足小趾末节外侧，距趾甲根角0.1寸处。
简易取穴	在足小趾趾甲外侧缘与基底部各作一线，两线交点处即是。
功能	清热疏风、理气调血、凉血止血、下胎止痛。
病症	胎位不正、难产、月经不调、崩漏、带下、痛经、更年期综合征、乳痛、乳癖、性冷淡等。

TIPS

贴心提示

刺激至阴穴的简易方法：坐在椅子上，用一只脚的脚跟踩压另一只脚的至阴穴。

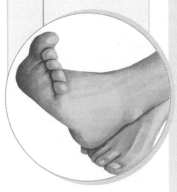

→ 昆仑穴 减轻小腿肿胀，美化腿部线条

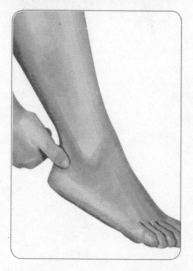

昆仑穴与肾脏和膀胱等器官密切相关，因此素来受历代医家所重视。

首先，昆仑穴在足踝外侧，最易遭受邪气侵袭。一旦邪气侵入，昆仑穴所在的足太阳膀胱经的经气则难以上下畅达，从而引发足部肿胀等病症。适当刺激昆仑穴，可疏通足太阳膀胱经的经气，促进腿部血液、淋巴循环，减轻小腿肿胀现象。外出旅游的人常常会觉得腿脚酸痛肿胀，此时也可按揉昆仑穴，促进腿部血液循环，消除不适症状。

其次，对于爱美的女性来说，常常按揉昆仑穴还有美化小腿线条的功效。

此外，适当刺激昆仑穴，还可增强肾脏功能，促进水分排泄，缓解膀胱炎等泌尿系统疾病。

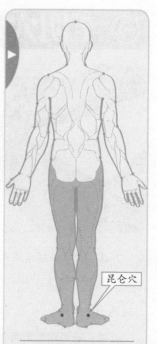

昆仑穴

注：● 处即所讲穴位

穴义 !!!	昆仑，山名，即昆仑山。外踝高高凸起，像昆仑山，穴居其后，故名昆仑。此穴乃足太阳膀胱经之经穴。
定位 ⊡	位于脚踝外侧，在外踝顶点与脚跟相连线的中央点。
简易取穴 ↗	采用正坐位，在足外踝后方，外踝尖与跟腱之间的凹陷处，即为昆仑穴。
功能 ▱	清目安神、舒筋通络、活血止痛。
病症 ◎	小腿肿胀、头痛、腰痛、高血压、膀胱炎、眼疾、怕冷症、肠结石、下痢、惊痫等。

TIPS

贴心提示 ▼▼▼

时常艾灸昆仑穴，有滋补肾脏的功效。

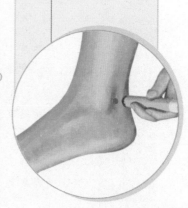

→ 三阴交穴

治疗妇科病的万能穴

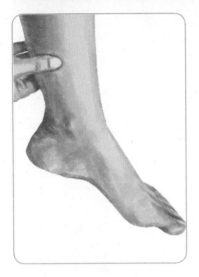

三阴交穴是人体的养生大穴，对女性尤为重要。

三阴交穴是足太阴脾经、足厥阴肝经、足少阴肾经的交会穴。而这三条阴经与女性的关系非常密切，女性的很多疾病都是因为这三条阴经出现了问题，如月经不调、痛经、闭经、更年期综合征、功能性子宫出血等。适当刺激三阴交穴，可调理三大阴经，故此穴历来是治疗妇科病的常用穴、万能穴。

此外，对非胰岛性糖尿病患者而言，刺激三阴交穴可使血糖下降，从而有效控制糖尿病。

值得注意的是，对于怀孕的女性而言，刺激三阴交穴有引发流产的危险，所以孕妇应慎用。

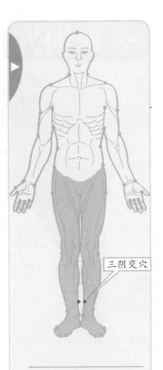

三阴交穴

注：● 处即所讲穴位

穴义 !!!	三阴，足三阴经；交，交会。此穴为足太阴脾经、足厥阴肝经、足少阴肾经的交会穴，故名三阴交。此穴属足太阴脾经。
定位 ◉	在小腿内侧，当足内踝尖上3寸，胫骨内侧缘后方。
简易取穴 ➤	采用正坐或仰卧姿势，距足内踝上缘三指宽，在踝尖正上方胫骨边缘凹陷中。
功能 ▱	活血化瘀、清热除湿、健脾和中、通经止痛。
病症 ◎	高血糖症、肠鸣、腹胀、泄泻、月经不调、带下、子宫脱垂、不孕、遗精、阳痿、失眠、脚气等。

贴心提示 ▼▼▼

TIPS

盆腔炎患者可艾灸三阴交穴，每次灸至皮肤出现红晕。7天一疗程，休息一两天后，再进行第二疗程，一般灸1到2个疗程。

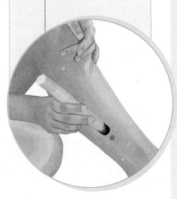

→ 血海穴　　活血通经，促进排卵

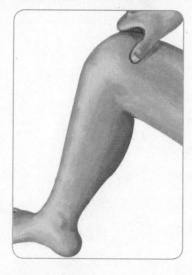

血海穴是治疗各种与血有关病症的最佳穴位之一，是女性身体中最为重要的保健穴位。

首先，经常刺激血海穴对女性生殖系统的保健大有裨益。经研究证明，刺激此穴，可活血化瘀，改善身体微循环，可有效缓解女性痛经、月经不调、闭经等症。

其次，经常按揉血海穴还能改善女性身体状况和卵巢环境，促进卵巢的排卵功能，增加排卵，进而治疗不孕症。

此外，更年期女性若常常按揉血海穴，还能缓解各种更年期不适，如自律神经障碍、时常歇斯底里、频繁出汗、耳鸣、食欲不振、便秘、失眠等，帮助更年期女性愉快度过更年期。

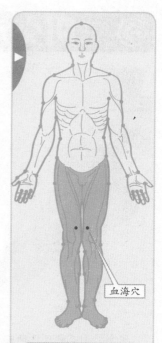

血海穴

注：● 处即所讲穴位

穴义		血，气血之血；海，百川皆归之处。此穴主治多种血症，故名血海。此穴属足太阴脾经。
定位		在大腿内侧髌底内侧端上2寸。
简易取穴		采用正坐、屈膝的姿势，从膝盖内侧的上角上行约三指宽，筋肉旁沟处即是。
功能		疏经祛风、健脾理血、调经化湿。
病症		功能性子宫出血、月经不调、痛经、闭经、不孕症、更年期综合征、贫血、膝关节疼痛等。

TIPS

贴心提示 ▼▼▼

女性痛经的时候，用笔的末端按压血海穴，可有效缓解症状。

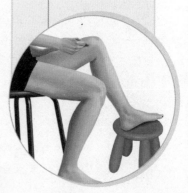

→ 光明穴　明亮眼睛，缓解眼部疲劳

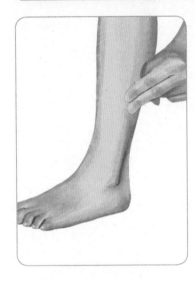

光明穴是消除眼部疾病的常用穴位。

首先，光明穴属于胆经，胆经从腿外侧一直循行至眼角，故刺激光明穴可促进眼周血液循环和水分代谢，减轻眼部充血症状，缓解眼部疲劳。

其次，肝胆相表里，经常刺激光明穴还可补益肝血。肝藏血，开窍于目，目受血而能视。因此，此法还可为眼睛补充养分，使眼睛更加明亮。

此外，现代研究表明，光明穴配合外关、合谷等穴使用，可提高视力，改变屈光度，对辅助治疗青少年近视有良好效果。经常按揉光明穴，还可加强视神经功能，调节眼周肌肉，缓解斜视症状。现代临床诊疗时，多用光明穴来辅助治疗视神经萎缩、白内障等病症。

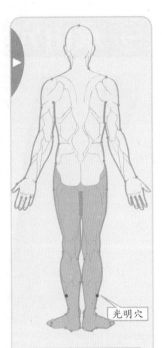

注：● 处即所讲穴位

穴义	光明，明亮。该穴主治眼疾，可使眼睛恢复明亮，故名光明。此穴乃足少阳胆经之络穴。
定位	小腿外侧部，外踝尖上5寸，腓骨前缘凹陷处，当趾长伸肌与腓骨短肌之间。
简易取穴	采用正坐，平放足底的姿势，在小腿外踝尖直上5寸，腓骨前缘处即是。
功能	泄热明目、清肝利湿、活络止痛。
病症	眼睛疲劳、近视、斜视、视物不明、目赤肿痛、羞明畏光、夜盲、视神经萎缩、白内障等。

TIPS

贴心提示　先用热水泡脚，再用冷水浸泡1分钟，接着用干毛巾从光明穴向上旋转擦拭小腿，如此可缓解小腿疼痛症状。

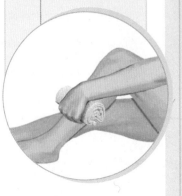

→ 承山穴 迅速缓解小腿痉挛

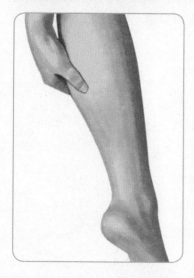

承山穴是治疗下肢疾病的常用穴位之一。

首先，承山穴在腓肠肌两肌腹交界下端，穴下有小隐静脉，深层为股后动、静脉。适当刺激承山穴，可以促进腿部血液循环，缓解腿部倦怠、肿胀等各种腿部症状。由于长时间盘腿坐立等原因造成的腿部麻木、无法站立等，也可以按压此穴作为应急措施。现代研究表明，适当刺激承山、环跳、阳陵泉三穴，能舒筋通络，迅速缓解腓肠肌痉挛（小腿肌肉抽筋）。

此外，对于便秘患者而言，刺激承山、大肠俞、秩边三穴，有理气清热、通调肠腑之功，对减轻便秘效果显著。承山穴配合长强穴一起使用，对治疗痔疮也有很好的效果。

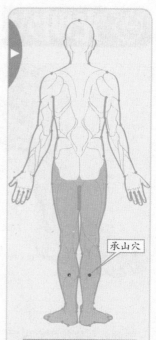

注：● 处即所讲穴位

承山穴

穴义	承，承托；山，山谷。此穴在腓肠肌肌腹下端凹陷处，形似山谷，故名承山。此穴属足太阳膀胱经。
定位	在小腿后面正中，委中穴与昆仑穴之间，伸直小腿或足跟上提时，腓肠肌肌腹下出现尖角凹陷处。
简易取穴	采用俯卧的姿势，当伸直小腿或足跟上提时，肌腹下出现的人字纹处即是。
功能	运化水湿、理气清热、舒筋活血。
病症	小腿痉挛、膝盖痛、腰背痛、便秘、脱肛、痔疮等。

TIPS

贴心提示 ▼▼▼

跪下，双手握拳，从膝盖窝向小腿肚处敲打，直至敲到承山穴，然后用大腿夹紧，可缓解小腿痉挛等症状。

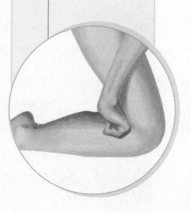

→ 合阳穴　治疗女性生殖系统疾病

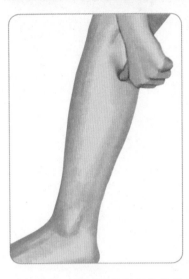

合阳穴是治疗女性生殖系统疾病的常用穴位之一。

首先，几乎所有的生殖系统疾病都与肾脏密切相关，刺激合阳穴具有疏经祛风、补肾调经之功，因此对治疗生殖系统病症有显著疗效。现代研究表明，针刺合阳、会阳二穴，对治疗女性赤白带下效果甚佳。

此外，本穴物质为膀胱经膝下部各穴上行的阳气聚集而成，具有散热降浊的功效，故对湿热引起的各种病症，如下肢麻痹、疼痛等有显著疗效。经临床验证，针刺合阳穴，可缓解肌肉痉挛，对缓解小腿肌肉抽筋效果显著；针刺合阳、环跳、阳陵泉三穴，有舒筋、活血、止痛的作用，可缓解下肢疼痛、麻痹。

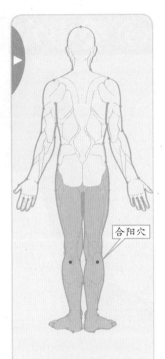

合阳穴

注：● 处即所讲穴位

穴义 !!	合，会合、会集；阳，阳热之气；此穴中聚集着膀胱经膝下各穴上行的阳热之气，故得此名。此穴属足太阳膀胱经。
定位	位于人体的小腿后面，在委中穴与承山穴的连线上，委中穴下2寸。
简易取穴	采取俯卧或正坐垂足位，在委中穴直下两拇指宽处，即为合阳穴。
功能	舒筋通络、活血止痛。
病症 ◎	功能性子宫出血、月经不调、赤白带下、子宫内膜炎、崩漏、小腿肌肉抽筋、腰痛、下肢痿痹等。

TIPS

贴心提示 ▼▼▼

用核桃在合阳穴上按压，并来回滚动。此法可舒筋活血，缓解下肢酸痛。

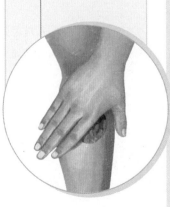

→ 委中穴　缓解腰背疼痛，减轻尿潴留

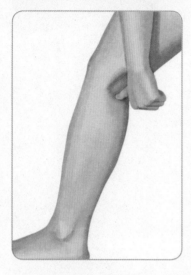

委中穴是治疗腰背部疾病的常用穴位。

首先，古来就有"腰背委中求"的说法，也就是说凡腰背的病症都可求助于委中穴。委中穴为足太阳膀胱经的合穴，经气较为强劲，因此具有很强的祛风、活血、清热、解毒作用。适当刺激委中穴，可以振奋整个膀胱经的活力，疏通腰背部气血，加强血液循环，治疗腰背部的疾病。经临床验证表明，按揉委中穴，可减轻各种疾病带来的腰背疼痛，如急性腰痛、劳损性腰痛、坐骨神经痛等。

其次，适当刺激委中穴还可调整膀胱功能。对膀胱处于松弛状态的尿潴留患者而言，刺激委中穴可引起膀胱收缩，内压升高，从而促使尿液顺利排出。

此外，按揉此穴还可强化膀胱功能，促进人体排毒，达到减肥效果。

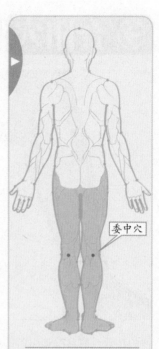

委中穴

注：● 处即所讲穴位

穴义	委，弯曲；中，中间。取穴时人需屈膝，于膝盖窝中定位，故称其为委中。此穴乃足太阳膀胱经之合穴。
定位	位于腿部后侧，在股二头肌肌腱与半腱肌肌腱连线的中点处。
简易取穴	采用俯卧姿势，腿屈曲时，腘窝横纹的中点，即膝盖里侧中央即是。
功能	强腰舒筋、活络止痛、补髓强筋、活血通络。
病症	腰痛、腰肌劳损、坐骨神经痛、下肢痿痹、半身不遂、尿潴留、吐泻、中风后遗症等。

TIPS

贴心提示 ▼▼▼▼

当因久坐导致腿部疼痛时，可将一只粗笔放在膝部后侧，并用力夹住，如此可刺激委中穴，缓解腿部疼痛。

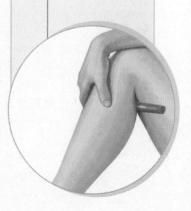

→ 丰隆穴　有效缓解高脂血症、高血压

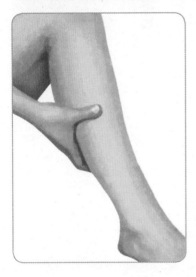

丰隆穴是胃经上的重要穴位。

首先，中医认为，百病皆由痰作祟，而丰隆穴的主要功效之一便是除痰湿、清经络。因此适当刺激丰隆穴，可调和脾胃，加强气血流通，促进人体水液代谢，对因痰浊阻滞经络而致的高脂血症有一定疗效。

其次，现代临床研究发现，对于原发性高血压患者而言，针刺丰隆穴，可减轻心脏负荷，有效减轻高血压症状。

此外，现代人因饮食、生活习惯不佳，肠道内往往堆积有大量毒素。这不仅会对人体新陈代谢产生影响使人面色晦暗、憔悴，更会影响情绪，使人感觉压力大、精神紧张、烦躁。经常按压丰隆穴，可促进肠道排毒排出，调节机体新陈代谢，并且有放松、减压的作用。

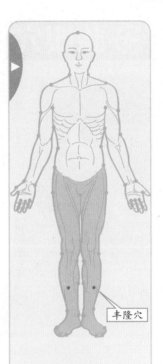

注：● 处即所讲穴位

TIPS

可用吹风机对着丰隆穴热吹数分钟，此法有等同于艾灸的效果。

贴心提示 ▼▼▼

穴义	丰，丰满；隆，隆盛。此穴处于肌肉丰满隆盛之处，故穴名丰隆。此穴乃足阳明胃经之络穴。
定位	位于人体的小腿前外侧，当外踝尖上8寸，条口穴外，距胫骨前缘二横指（中指）。
简易取穴	采用站位或坐位，在外膝眼与踝前缘平外踝尖处连线中点，距胫骨二横指处即为丰隆穴。
功能	祛痰镇咳、涤痰醒神、豁痰宁神、沉降胃浊。
病症	高脂血症、高血压、咳嗽、哮喘、支气管炎、神经衰弱、精神分裂症、小腿肌肉抽筋、肥胖症等。

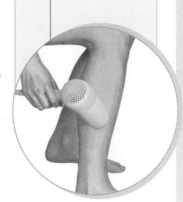

→ 膝眼穴　促进血液循环，缓解膝部疼痛

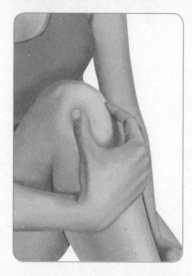

膝眼穴是经外奇穴，善于缓解膝部疼痛。

首先，膝关节是人们使用频率较高的关节之一，时间长了很容易造成摩擦过度，因此许多老年人容易出现膝关节疼痛的现象，甚至有些年轻人也会有同样的问题。膝眼穴位于腿部，穴下有皮肤、皮下组织、髌韧带与髌内侧支持带之间的膝关节囊。刺激膝眼穴，可促进下肢血液循环，有效缓解膝部关节疼痛。

其次，长时间站立或激烈运动后，适当刺激膝眼穴，对消除腿部疲劳也有一定的效果。

此外，按揉膝眼中二穴，对下肢痿软无力也有疗效。

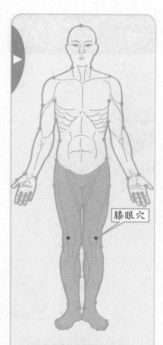

膝眼穴

注：● 处即所讲穴位

穴义	膝，膝部；眼，眼窝；此穴在膝盖部，其外形似眼，故得此名。此穴属经外奇穴。
定位	在髌韧带两侧凹陷处。内侧的称内膝眼，外侧的称外膝眼。
简易取穴	采用正坐的取穴姿势，将膝盖折成直角时，膝盖下面的凹陷处即为膝眼穴。
功能	通经活络、息风止痛。
病症	膝部肿胀疼痛、下肢痿软无力、惊风抽搐、膝关节炎、腿部疲劳等。

TIPS

贴心提示 ▼

找不准膝眼穴的时候，用拳轮（小指一边的圆孔）轻轻敲一敲膝盖，或者用手掌揉一揉膝盖，此法均能在一定程度上刺激膝眼穴。

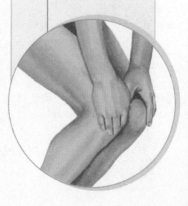

→ 梁丘穴　治疗胃病，反映胃功能

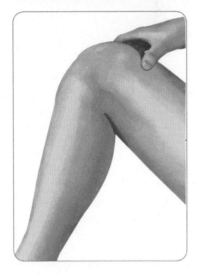

梁丘穴为人体足阳明胃经上的重要穴道之一，医疗作用极大。

适当刺激梁丘穴，可抑制胃酸分泌，恢复胃功能，对急性胃炎、胃溃疡、十二指肠溃疡、胆结石、胰脏炎等各种原因引起的胃痉挛、胃痛等，都可起到缓和作用。现代研究表明，适当刺激梁丘、中脘、内关、足三里等穴，对缓解急性胃痛效果甚佳。梁丘穴除了能调节胃功能之外，还能反映胃功能是否正常，一般胃痛时常在梁丘穴有压痛感。

此外，梁丘穴位于膝关节、小腿附近，故膝关节疼痛无法伸屈以及小腿上的病症，都可通过按揉梁丘穴来缓解。研究表明，适当刺激梁丘、犊鼻、阳陵泉、膝阳关等穴，对缓解膝关节疼痛效果显著。

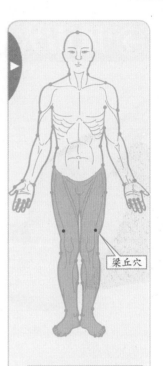

梁丘穴

注：● 处即所讲穴位

穴义	梁，山梁；丘，丘陵。穴在膝盖之上，犹如在山梁之上，故名梁丘。此穴乃足阳明胃经之郄穴。
定位	在大腿前面，当髂前上棘与髌底外侧端的连线上，髌底上2寸。
简易取穴	伸展膝盖用力时，筋肉凸出处的凹陷处。
功能	舒筋活络、活血止痛、和胃止泻、宁神消肿。
病症	胃痉挛、胃痛、膝关节痛、乳腺炎、乳痛、腹泻、浮肿、尿血等。

TIPS

贴心提示 ▼ ▼ ▼

长时间行走或站立引起膝部疼痛时，可用热水袋热敷该穴，然后再进行指压，如此可缓解症状。

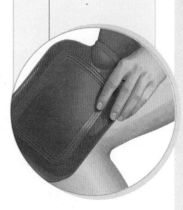

→ 风市穴　提高免疫力，缓解关节炎

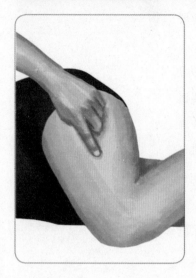

风市穴是人体保健要穴。

首先，风市穴是足少阳胆经上的要穴，适当加以刺激可疏通肝胆气血、生发胆经阳气，有提高机体免疫力的功效。当人感觉疲惫时敲一敲风市穴会立刻变得很有精神。

其次，敲风市穴还能改善局部微循环，有效消炎止痛，对缓解类风湿性关节炎有显著效果。现代研究表明针刺风市穴，配大杼、大椎、命门、关元、腰阳关、十七椎等穴，对缓解中心型类风湿的效果甚佳。

此外，风市穴还有排出体内毒素的功能，对皮肤痒疹有显著疗效。

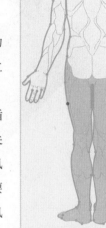

风市穴

注：● 处即所讲穴位

 穴义　　风，风气；市，集市。中医认为该穴为风邪侵入的集结之处，故名风市。此穴属足少阳胆经。

 定位　　在大腿外侧部的中线上，当腘横纹上7寸处。

 简易取穴　　伸直手臂，直立垂手，中指指尖在腿上所点的凹陷处，即为风市穴。

 功能　　舒筋活络、活血止痛、祛风止痒。

 病症　　类风湿性关节炎、腰腿酸痛、下肢痿痹、中风后遗症、小儿麻痹后遗症、坐骨神经痛炎等。

 TIPS

贴心提示 ▼ ▼ ▼

长时间走路导致大腿酸胀时，用中指或牙签、发夹等硬物按压风市穴，能有效减轻症状。

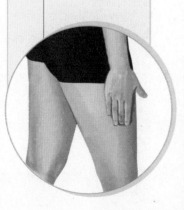

→ 承扶穴　治疗下肢病症，防止臀部下垂

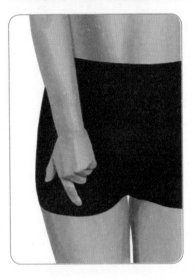

承扶穴是女性较为青睐的穴位之一。

首先，承扶穴在臀大肌下缘，穴下有坐骨神经伴行的动、静脉。适当刺激承扶穴，有舒筋、活络、止痛的作用，对减轻坐骨神经痛、下肢瘫痪等症效果明显。按揉承扶穴，还可促进下肢血液循环，加速腰椎间盘纤维环的代谢，对腰椎间盘突出也有一定疗效。

其次，此穴属膀胱经，膀胱经主体内水液代谢，因此刺激此穴可排出臀部多余水分和毒素，消除肿胀。经常刺激承扶穴还可防止臀部下垂，阻断脂肪在此堆积。经专家研究表明，指压承扶穴5分钟，可刺激臀大肌收缩，使臀部轻微提升。

此外，针刺承扶穴，可使凝血时间明显缩短，有止血和防止出血的作用。

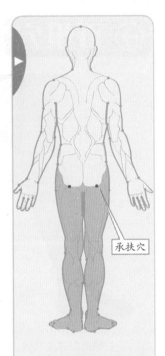

承扶穴

注：● 处即所讲穴位

穴义		承，承受；扶，佐助。此穴位于大腿根部，承受人体重力，故名承扶。此穴属足太阳膀胱经。
定位		臀部横纹线的中央下方。
简易取穴		采用俯卧的姿势，左右臀下臀沟的中心点即是。
功能		舒筋活络、活血止痛、燥湿生气。
病症 ◎		腰骶臀股疼痛、腰椎间盘突出、下肢瘫痪、便秘、尿潴留、痔疮、坐骨神经痛、臀部下垂等。

TIPS

贴心提示 ▼ ▼ ▼

常用手掌拍打臀部及周围，也能够刺激承扶穴，促进下肢血液循环，辅助治疗下肢酸痛、坐骨神经痛等症。

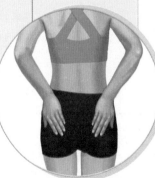

→ 百里穴　缓解风湿疼痛的特效穴

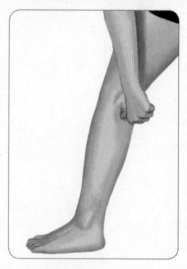

百里穴是缓解下半身疼痛最为有效的穴位。

首先，按摩百里穴有助于改善人体髋部以下的血液和淋巴循环，可缓解风湿病引发的发热、疼痛等常见症状。如持之以恒，功效更佳。

其次，百里穴还是消除夏日燥热的有效穴位。每到夏季，人们晚上难以入睡，白天体力无法恢复，所以昏昏欲睡、不想活动，身体疲惫。此时按摩百里穴具有醒脑提神的功效。

此外，现代研究表明，适当刺激百里穴，对调节胃肠功能也有一定效果，对便秘、腹泻等症有辅助治疗作用。

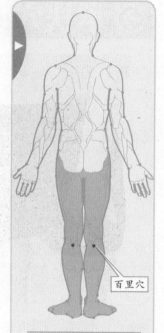

百里穴

注：● 处即所讲穴位

穴义		百，基数词；里，中医有以里代寸之说。
定位		位于腿的后侧，从弯曲膝盖时的皱纹5厘米左右下中央称为百里穴。
简易取穴		正坐位或侧卧，弯曲膝盖，沿着膝盖后侧的皱纹，向下5厘米宽位置的中央处，即为百里穴。
功能		祛风除湿、通经活络。
病症		风湿疼痛、牙痛、小腿肌肉抽筋、全身乏力等。

TIPS

贴心提示 ▼▼▼

用吹风机的热风从百里穴吹到承山穴，重点是在百里穴。此法有温灸的作用，驱寒效果好，对小儿感冒有一定疗效，且没有副作用。

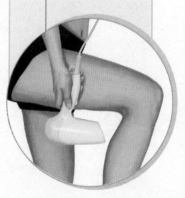

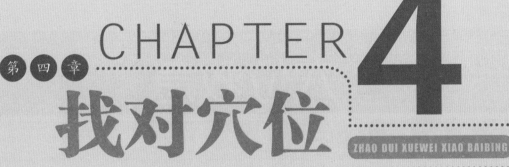

第四章

CHAPTER 4

找对穴位

ZHAO DUI XUEWEI XIAO BAIBING

消百病

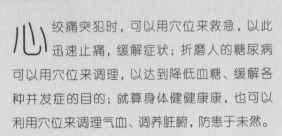

心绞痛突犯时，可以用穴位来救急，以此迅速止痛，缓解症状；折磨人的糖尿病可以用穴位来调理，以达到降低血糖、缓解各种并发症的目的；就算身体健健康康，也可以利用穴位来调理气血、调养脏腑，防患于未然。

听起来很神奇，但穴位的每一种功效、每一种使用方法，都是先人通过成千上万次的实践总结出来的。可以说，穴位疗法是祖先留给我们的一笔丰富的健康遗产。与现代医学相比，其花费甚微且操作简单，掌握之后对维护自身和家人的健康大有裨益。

穴位救急

→ 心绞痛　招至阳穴

心绞痛是一种常见的心脏病症。心脏本身血液供应不足时，就会出现心绞痛。这是由于向心脏供应血液的血管——冠状动脉被阻塞，心脏无法得到足够的氧气所致。心绞痛会影响肩膀，使双肩产生反射痛，甚至颈部、手臂，都可能有痛感。本病多见于40岁以上男性，情绪激动、饱食、受寒、劳累、阴雨天气、急性循环衰竭是最常见的致病因素。

救急处方
● 特效穴位
○ 辅助穴位

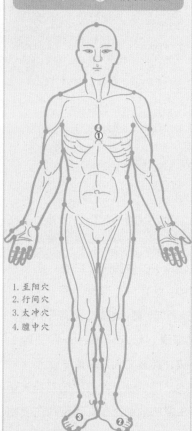

1. 至阳穴
2. 行间穴
3. 太冲穴
4. 腹中穴

●● 正面穴位
○○ 背面（或脚底部）穴位

特 效 穴 解 密 ▼

至 阳 穴：研究证明，适当刺激此穴可改善心脏收缩和舒张功能，降低心肌耗氧量，有效缓解心绞痛。

穴 位 按 摩 ▼

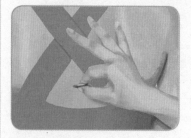

❶ 急救者将硬币边缘横放于患者至阳穴处，适当用力按压，每次按压3～6分钟。

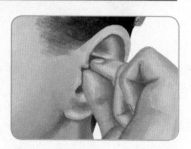

❷ 心绞痛较轻者，可力量适中地反复按压耳中区域，至症状消失，有镇静、止痛的目的。

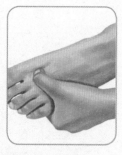

❸ 心绞痛急性发作时，可于行间、太冲穴连线的中点找痛点按压。

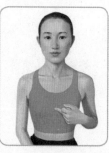

❹ 心绞痛发作时用中指用力按压患者的膻中穴，可缓解症状。

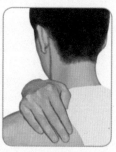

❺ 用手指深拿肩胛筋，反复弹拨，患者可立感疼痛消失。

→ 牙痛 招合谷穴

牙痛，是牙病的主要症状之一，常表现为牙龈红肿、遇冷热刺激痛、面颊部肿胀等。牙痛大多由龋齿、急性牙周炎、急性牙髓炎、急性智齿冠周炎、牙齿重度磨损所引起；此外，上颌窦炎、三叉神经痛、流行性感冒等也可引发牙痛。中医认为，牙痛是由外感风邪、胃火炽盛、肾虚火旺、虫蚀牙齿等原因所致。

救急处方	● 特效穴位
	○ 辅助穴位

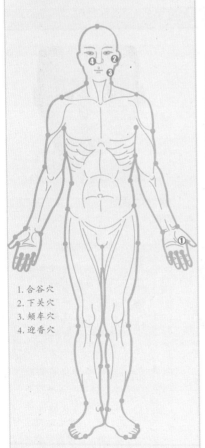

1. 合谷穴
2. 下关穴
3. 颊车穴
4. 迎香穴

●● 正面穴位
○○ 背面（或脚底部）穴位

特 效 穴 解 密 ▼

合 谷 穴：刺激合谷穴可提高人体痛阈和耐痛阈，达到迅速镇痛的效果。

穴 位 按 摩 ▼

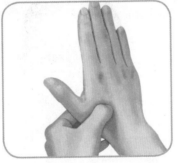

❶ 一般牙痛时，只要招按合谷穴和按压下关穴，左边牙痛按右边，右边牙痛按左边，很快便能止痛。

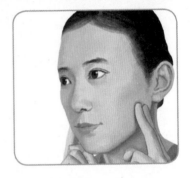

❷ 双手食指按揉颊车穴也可收到一定的疗效。

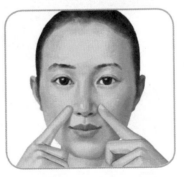

❸ 上齿疼痛时，双手食指指压迎香穴，可迅速缓解。

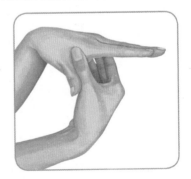

❹ 下齿疼痛，一手拇指寻另手桡侧压痛感处，指压10秒，反复压20次。

→ 昏迷　招人中穴

昏迷，是一种最为严重的意识障碍。临床表现为丧失意识以及出现运动、感觉反射等障碍。昏迷既可由中枢神经系统病变引起，又可以是全身性疾病的后遗症，此外，内分泌及代谢障碍、急性感染性疾病、心血管疾病、中暑、高原病、中毒、电击等均可引起昏迷。

救急处方	● 特效穴位
	○ 辅助穴位

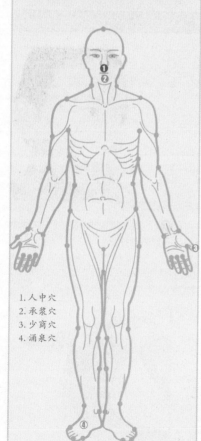

1.人中穴
2.承浆穴
3.少商穴
4.涌泉穴

●● 正面穴位
○○ 背面（或脚底部）穴位

特｜效｜穴｜解｜密 ▼

人 中 穴：刺激人中穴可使血压升高，保证机体各重要脏器的血液供应，维持生命。招人中穴历来是救治晕迷和休克最简单有效的应急性急救措施。

穴｜位｜按｜摩 ▼

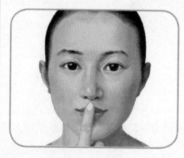

❶ 用指甲招唇上的人中（即水沟）穴，可立即还神。

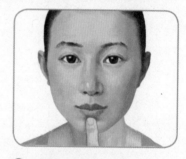

❷ 指招唇下的承浆穴，可促使昏迷者苏醒。

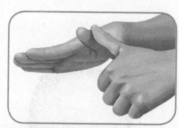

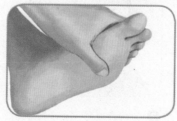

❸ 按揉少商、涌泉等穴位，也有助于在短时间内使昏迷者恢复意识。

健康提示

◎ 注意清理昏迷者口腔内的呕吐物、分泌物，使其呼吸道畅通，防止发生窒息。

◎ 昏迷者最好取侧卧位。如果不能侧卧而必须仰卧时，要使头偏向一侧，以防舌头缩回影响呼吸。

咳嗽　按天突穴

　　咳嗽，是呼吸系统疾病中最常见的症状之一，是人体的一种保护性措施。当呼吸道黏膜受到异物、炎症、分泌物或过敏性因素等刺激时，就会反射性地咳嗽，以排出异物。咳嗽次数频繁，会造成胸痛、腹痛，并且妨碍睡眠，给患者带来痛苦。咳嗽消耗的能量也很大。

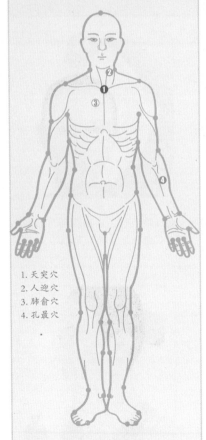

救急处方　● 特效穴位
　　　　　○ 辅助穴位

1. 天突穴
2. 人迎穴
3. 肺俞穴
4. 孔最穴

●● 正面穴位
○○ 背面（或脚底部）穴位

特 效 穴 解 密 ▼

天 突 穴：天突穴位于喉结之下，胸骨上窝正中。根据"经脉所过，主治所及"的原理，刺激天突穴，可疏通经络，使气机升降恢复正常而止咳。

穴 位 按 摩 ▼

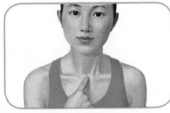

❶ 用食指点按天突穴，按压持续3分钟左右。

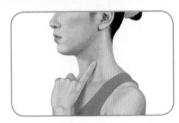

❷ 食指点按颈部人迎穴1分钟。

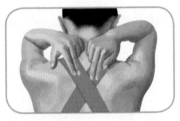

❸ 两手食指、中指交替点按左右肺俞穴各1分钟。

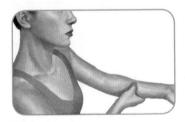

❹ 拇指点按孔最穴1分钟。

健康提示

◎咳嗽患者应安静地休息，食用温热的食物，减少冷食刺激。此外，用温毛巾热敷喉部对缓解咳嗽症状也很有效。

◎咳嗽患者应避免吸入刺激性气体，如香烟烟雾、煤气、汽车尾气、氯气等。

→ 晕车 招内关穴

晕车、晕船、晕机和由摇摆、颠簸、旋转、加速运动等因素所致的疾病统称晕动病。易患晕动病的人，一般内耳平衡器官——前庭器官对旋转等不规则的体位变化适应能力较差。另外，通风不良、噪声、不良气味、情绪紧张、高温、高湿、睡眠不足、过度疲劳、饥饿或饱餐、身体虚弱等，也是诱发晕动病的主要因素。

救急处方 ── ● 特效穴位
　　　　　　 ● 辅助穴位

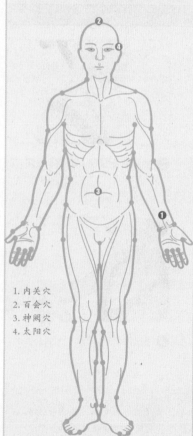

1. 内关穴
2. 百会穴
3. 神阙穴
4. 太阳穴

● ● ● 正面穴位
○ ○ ○ 背面（或脚底部）穴位

特 效 穴 解 密 ▼

内 关 穴：刺激内关穴，具有调节人体中枢神经的功能，可缓解晕动病带来的恶心、呕吐、头痛等多种不适症状，是缓解晕车、晕船的最常用方法。

穴 位 按 摩 ▼

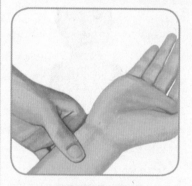

❶ 当发生晕车时，可用大拇指掐住内关穴，可有效缓解晕车症状。

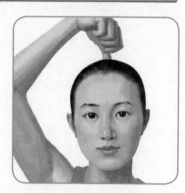

❷ 晕车时，拇指压百会穴数分钟，能有效缓解不适症状。

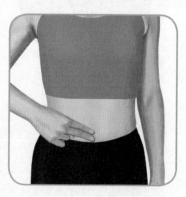

❸ 食指、中指按揉神阙穴1分钟，可有效缓解晕车症状。

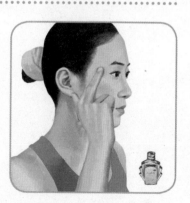

❹ 将风油精搽于太阳穴上，能预防晕车。

→打嗝　压气舍穴

打嗝，主要是由于胸腔和腹腔之间的膈肌收缩所引起。膈肌和身体其他器官一样，也有神经分布和血液供应。当打嗝的诱因传导到大脑时，大脑就会发出指令，使膈肌出现阵发性或痉挛性收缩，于是人便出现了打嗝现象。寒冷刺激、饱餐、吃饭过快、吃进干硬食物等都可诱发打嗝。打嗝虽然不算病，但却常常引起不便与尴尬。

救急处方
○● 特效穴位
○● 辅助穴位

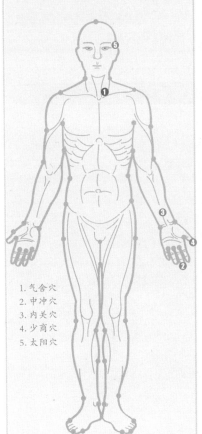

1. 气舍穴
2. 中冲穴
3. 内关穴
4. 少商穴
5. 太阳穴

●● 正面穴位
○○ 背面（或脚底部）穴位

特 效 穴 解 密 ▼

气 舍 穴：气舍穴为足阳明胃经上的主要穴位之一，是止住打嗝的经验穴。

穴 位 按 摩 ▼

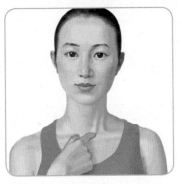

❶ 食指或拇指重力压气舍穴6秒，对止嗝非常有效。

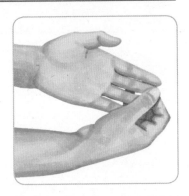

❷ 用一手拇指指甲，用力招住另一只手中指顶部，此处为中冲穴，大约1分钟以后即可止嗝。

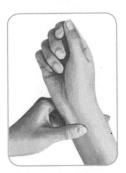

❸ 指甲招内关穴，止嗝的效果也比较好。

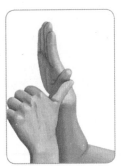

❹ 拇指按压少商穴，使酸痛感持续半分钟，即可止嗝。

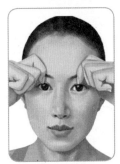

❺ 双手拇指压两侧太阳穴，同时用食指刮眉。

XUEWEI XIAOCHU BINGTONG

穴位消除病痛

→ 糖尿病 — 六大穴位治疗糖尿病

糖尿病，是以高血糖为主要特征的一种疾病，多由胰岛素分泌不足所致。血糖过高会引起全身多个系统的代谢障碍，导致大血管和微血管的病变，使人出现严重的心、脑、肾、神经等器官组织的并发症。糖尿病的典型症状是"三多一少"，即饮水多、排尿多、进食多及体重减少。此外，糖尿病患者还时常伴有疲乏无力、免疫力下降、视力减退等症状。

穴疗之道

◎糖尿病属中医"消渴"的范畴。中医认为，消渴是由于人体阴虚、五脏虚弱，加上饮食不节、情志失调、纵欲过度，导致肾阴亏虚、肺胃燥热所致。穴位疗法以补肾培元、健脾和胃、调理肺气为主，通过恢复人体正常代谢功能，达到降低血糖和缓解不适症状的目的。

健康处方
- ● 特效穴位
- ● 辅助穴位

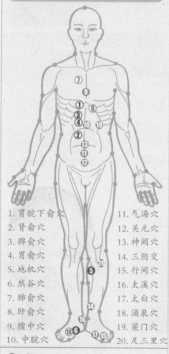

1. 胃脘下俞穴
2. 肾俞穴
3. 脾俞穴
4. 胃俞穴
5. 地机穴
6. 然谷穴
7. 肺俞穴
8. 肝俞穴
9. 膻中穴
10. 中脘穴
11. 气海穴
12. 关元穴
13. 神阙穴
14. 三阴交
15. 行间穴
16. 太溪穴
17. 太白穴
18. 涌泉穴
19. 梁门穴
20. 足三里穴

- ● ● 正面穴位
- ○ ○ 背面（或脚底部）穴位

特 效 穴 解 密 ▼

胃 脘 下 俞 穴

胃脘下俞穴乃经外奇穴，是缓解糖尿病病情的特效穴位，适当刺激此穴可促进胰岛素分泌。

肾 俞 穴 脾 俞 穴 胃 俞 穴

肾俞穴、脾俞穴、胃俞穴是肾、脾、胃三脏腑位于后背的俞穴，可直接调整三脏腑机能。适当刺激此三穴，对人体脏腑器官有综合调理的功效，能减少和改善由高血糖引起的脏器功能损伤，并对防止和减少糖尿病的各种并发症有良好的效果。

地 机 穴

地机穴是调理肾脏和胰脏的重要穴位，加以刺激，可促进胰岛素分泌，降低血糖，改善糖尿病。

然 谷 穴

然谷穴历来是辅助治疗消渴的常用穴。

穴 位 按 摩 ▼

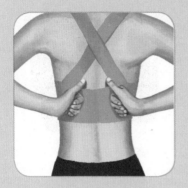

❶ 双手按揉胃脘下俞穴2～3分钟。

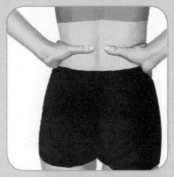

❷ 双手按揉肾俞穴2～3分钟。

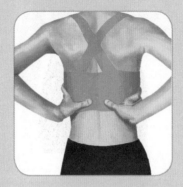

❸ 双手按揉脾俞穴2～3分钟。

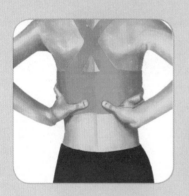

❹ 双手按揉胃俞穴2～3分钟。

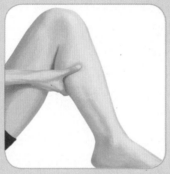

❺ 拇指按揉地机穴2～3分钟。

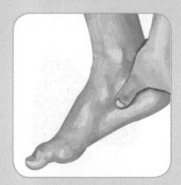

❻ 拇指按揉然谷穴2～3分钟。

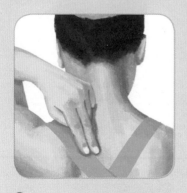

❼ 食、中指按揉肺俞穴2～3分钟。

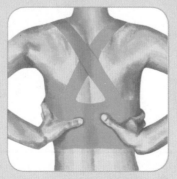

❽ 双手按揉肝俞穴2～3分钟。

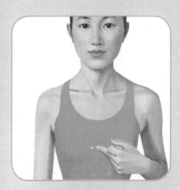

❾ 中指按揉膻中穴2～3分钟。

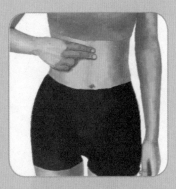

⑩ 食中指按揉中脘穴2～3分钟。

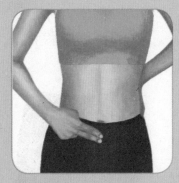

⑪ 食中指按揉气海穴2～3分钟。

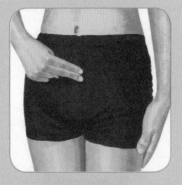

⑫ 食中指按揉关元穴2～3分钟。

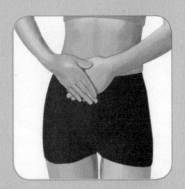

⑬ 掌摩神阙穴顺逆各30次。

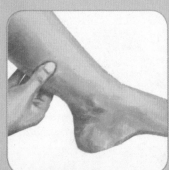

⑭ 拇指按揉三阴交穴2～3分钟。

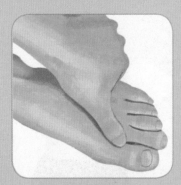

⑮ 拇指按揉行间穴2～3分钟。

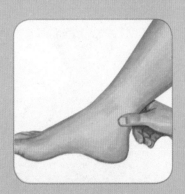

⑯ 拇指按揉太溪穴2～3分钟。

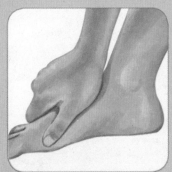

⑰ 拇指点按太白穴2～3分钟。

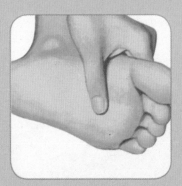

⑱ 拇指点按足心涌泉穴2～3分钟。

穴位贴敷 ▼

取穴 涌泉穴

药方 天花粉、葛根、地骨皮、山药、黄芪、玄参各30克，黄连、熟地各15克，格列本脲10粒。

用法 上药共研细末，贮瓶备用，勿漏气。用时取本散1克，分作2份，用蜂蜜调成膏状，贴在双足底涌泉穴上，按紧，上盖胶布固定。每日换药1次，10次为1个疗程。

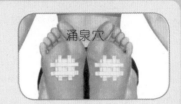
涌泉穴

穴位艾灸 ▼

取穴 神阙穴、脾俞穴、梁门穴、足三里穴

灸法 每次用1个穴位，轮换使用。将艾条点燃，放在离穴位2～3厘米高的地方，每穴灸20～30分钟，每天2次。

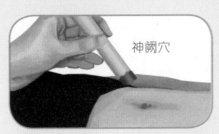
神阙穴

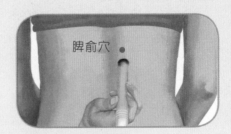
脾俞穴

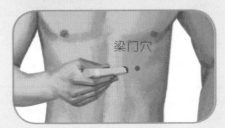
梁门穴

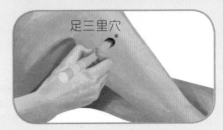
足三里穴

→ 高血压

百会、曲池、太冲、太溪穴是最好的"降压药"

　　高血压是一种以体循环动脉血压增高为主要临床表现的疾病，是世界最常见的心血管疾病，也是患者人数最多的"流行病"之一。据统计显示，我国高血压患者已经达到1.6亿人，由高血压引发的心脑血管疾病的死亡率已排到所有疾病死亡率的第一位。它作为心脑血管疾病的重要危险因素，可造成心、脑、肾、血管、眼底的结构、功能的改变和损害。因此，学会自我预防和调理高血压有着极其重要的意义。

穴疗之道

◎高血压属中医"眩晕"范畴，主要由情志失调、饮食不节，导致肝肾阴阳失衡、气血功能逆乱所致。它可分为肝阳偏盛、肝肾阴虚、阴阳两虚、气血亏虚等类型。治疗高血压，中医讲究"病""证"结合，辨证论治，即不单纯降低血压，而且还调整机体阴阳、气血，从根本上消除高血压发病的原因。

健康处方

● 特效穴位
● 辅助穴位

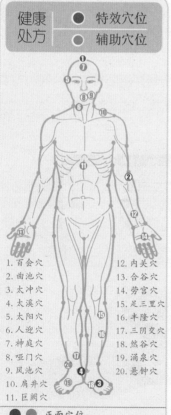

1. 百会穴
2. 曲池穴
3. 太冲穴
4. 太溪穴
5. 太阳穴
6. 人迎穴
7. 神庭穴
8. 哑门穴
9. 风池穴
10. 肩井穴
11. 巨阙穴
12. 内关穴
13. 合谷穴
14. 劳宫穴
15. 足三里穴
16. 丰隆穴
17. 三阴交穴
18. 然谷穴
19. 涌泉穴
20. 悬钟穴

● ● 正面穴位
○ ○ 背面（或脚底部）穴位

＼ 特 效 穴 解 密 ＼ ▼

百 会 穴

　　头顶汇集了体内诸多经络，位于头顶正中的百会穴就成为各经脉气会聚之所，"百会"即取"百脉之会，贯达全身"之意。因此该穴能够通达周身脉络经穴，调节机体平衡。

曲 池 穴

　　曲池穴调节血压的作用已被现代医学所证实。临床研究发现，血压异常者适当刺激其曲池穴后，心脏功能增强，临床症状也有所改善。

太 冲 穴

　　经常刺激太冲穴，可以疏肝理气、平肝降逆，抑制肝气升发太过造成的血压负担。

太 溪 穴

　　太溪穴属肾经，常常按压可有效调节人体的肾脏功能以及内分泌功能，从而达到降压的目的。

穴｜位｜按｜摩 ▼

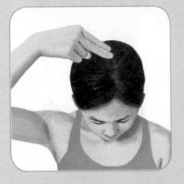

❶ 用食、中指按摩百会穴10～15次。

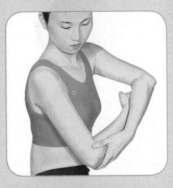

❷ 用拇指点揉曲池穴1～2分钟。

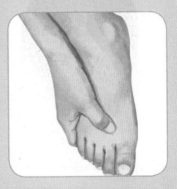

❸ 按揉太冲穴2分钟左右。

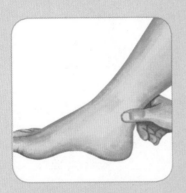

❹ 按揉太溪穴2分钟左右。

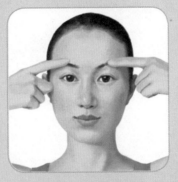

❺ 两食指自眉头至眉梢分抹眉毛6～9次。

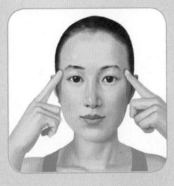

❻ 按揉太阳穴1分钟左右。

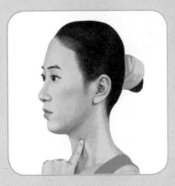

❼ 单手食指或拇指点按两侧人迎穴1分钟左右。

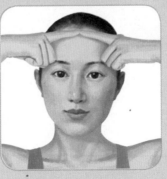

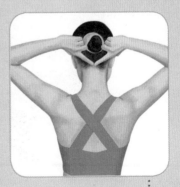

❽ 两手食指并拢，自神庭穴推摩至哑门穴15～20次。

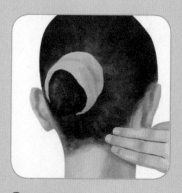

9 按揉风池穴1分钟左右。

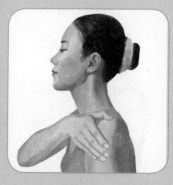

10 用拇指点揉肩井穴1~2分钟。

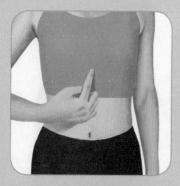

11 食指按压巨阙穴1分钟左右。

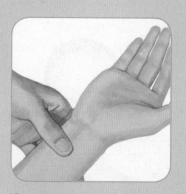

12 用拇指点按内关穴3~5分钟。

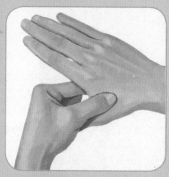

13 用拇指点揉合谷穴3~5分钟。

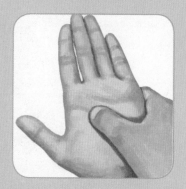

14 拇指按劳宫穴3~5分钟。

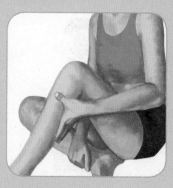

15 用拇指按足三里穴2~3分钟。

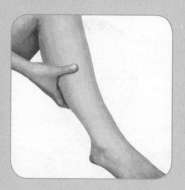

16 用拇指按丰隆穴2~3分钟。

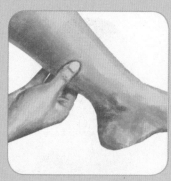

17 用拇指按三阴交穴2~3分钟。

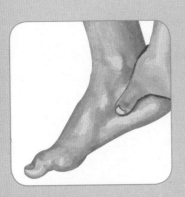

⑱ 拇指按然谷穴2～3分钟。

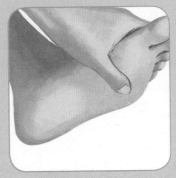

⑲ 用拇指按涌泉穴3～5分钟。

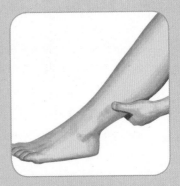

⑳ 用拇指点按悬钟穴1～2分钟。

穴|位|艾|灸 ▼

取穴

百会穴、涌泉穴

灸法

　　对百会穴进行雀啄灸。艾条点燃后，从远处向穴区接近，以患者感觉烫为1壮，然后将艾条提起，再从远端向百会穴接近，如此反复操作10次即可停，壮与壮之间应间隔片刻，以免起泡。涌泉穴为温和灸，可双侧同时进行。令患者取仰卧位，将点燃之艾条置于距穴位2～3厘米间施灸，以患者感到温热而不灼烫为度。上述灸法均为每日1次，7～10次为1个疗程。效果不明显者可加用备用穴，用艾炷作无瘢痕灸法：以黄豆大的艾炷蘸蒜汁粘于穴区，灸至患者觉痛，另换一炷再灸，每次灸3～4壮。

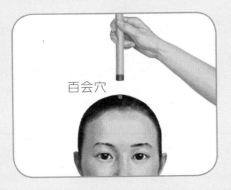

百会穴

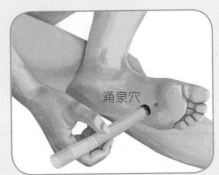

涌泉穴

→ 高脂血症

中脘、气海、丰隆、涌泉穴帮助降血脂

高脂血症，是指血浆脂蛋白浓度超过正常范围的一种慢性病症，通常以血浆胆固醇和甘油三酯含量的高低作为诊断本病的标准。该病是高血压、冠心病、脑血管病、糖尿病以及胆结石等疾病的重要诱因之一，是身体健康乃至生命安全的重大隐患。高脂血症的主要症状为头晕、头痛、耳鸣、心烦、盗汗、遗精、面红发热、肢体麻木、口燥易干、易激动、肝脾中度肿大等。此外，患者常有急性腹痛症状，尤其是在摄入高脂食物之后会频发。

穴疗之道

◎大量高蛋白、高脂肪食品的摄入以及运动量不足，导致血浆中脂肪大量囤积，血液流动缓慢，是形成高脂血症的主要原因。中医认为，脏腑功能失调，使大量的膏脂输化不利而形成重要致病因素痰浊。刺激特定穴位可调节脏腑功能，调整膏脂的转输、利用和排泄，促进血液循环，从而帮助治疗高脂血症。

健康处方
● 特效穴位
● 辅助穴位

1. 中脘穴
2. 气海穴
3. 丰隆穴
4. 涌泉穴
5. 心俞穴
6. 建里穴
7. 膻中穴
8. 关元穴
9. 天枢穴
10. 肺俞穴
11. 内关穴
12. 外关穴
13. 曲泽穴
14. 合谷穴
15. 太渊穴
16. 足三里穴
17. 血海穴
18. 三阴交穴
19. 悬钟穴

●● 正面穴位
○○ 背面（或脚底部）穴位

特效穴解密 ▼

中脘穴

刺激此穴，可降逆利水、清热利湿、安神定志，消除头晕、耳鸣、心烦等高脂血症状。

气海穴

刺激此穴，能有效增强身体免疫力，消除因高脂血症而引起的遗精等不适症状。

丰隆穴

刺激此穴，可调和脾胃，加强人体气血流通，促进水液代谢，对因痰浊瘀滞经络而致的高脂血症有一定疗效。

涌泉穴

刺激涌泉穴可以有效降低胆固醇、甘油三酯、β–脂蛋白和磷脂在血液中的含量。如患病早期用此法治疗，效果则更为明显。

穴\位\按\摩 ▼

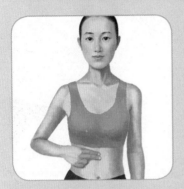

❶ 按揉中脘穴1.5~2分钟。

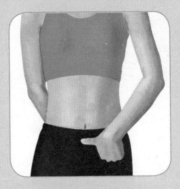

❷ 拇指按揉气海穴2~3分钟。

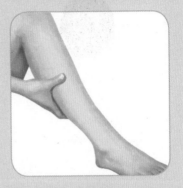

❸ 拇指按揉丰隆穴2~3分钟。

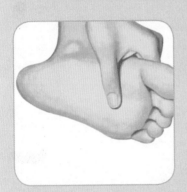

❹ 拇指按揉涌泉穴2~3分钟。

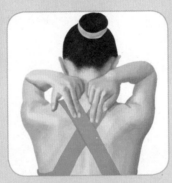

❺ 食中指点按心俞穴2~3分钟。

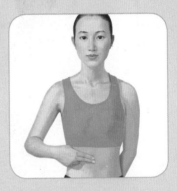

❻ 按揉建里穴1.5~2分钟。

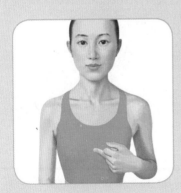

❼ 按揉膻中穴2~5分钟。

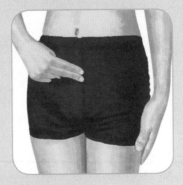

❽ 按揉关元穴1.5~2分钟。

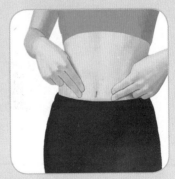

❾ 按揉天枢穴1.5~2分钟。

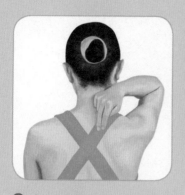

⑩ 食中指按揉肺俞穴2～5分钟。

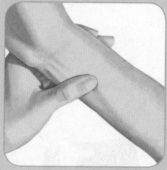

⑪ 拇指点揉内关穴3～5分钟。

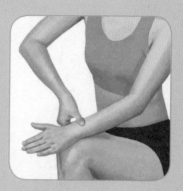

⑫ 拇指点揉外关穴3～5分钟。

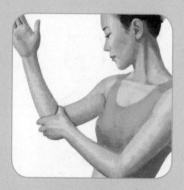

⑬ 拇指按揉曲泽穴2～5分钟。

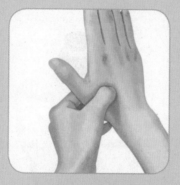

⑭ 拇指按揉合谷穴2～5分钟。

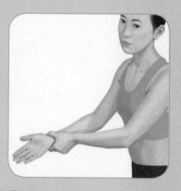

⑮ 拇指按揉太渊穴2～5分钟。

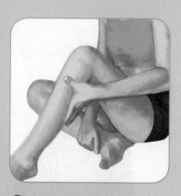

⑯ 拇指点按足三里穴1.5～2分钟。

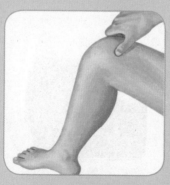

⑰ 拇指按揉血海穴2～5分钟。

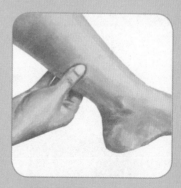

⑱ 拇指按揉三阴交穴1.5～3分钟。

穴 位 贴 敷 ▼

取穴 涌泉穴

药方 生山楂、泽泻、大黄各30克，鲜白萝卜60克，鲜橘叶15克。

用法 前3味共研备用，每次取15~20克。以后2味煎水取浓汁。以上二者调成糊状贴敷于双足底涌泉穴处，上盖敷料，胶布固定。每日换药1次，10次为1个疗程。

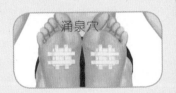

涌泉穴

穴 位 艾 灸 ▼

取穴 足三里穴、悬钟穴

灸法 以上穴位每次取1穴，双侧均选，用艾条进行熏灸，每次20~30分钟，10天后再灸另一穴。

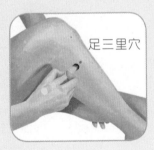

足三里穴

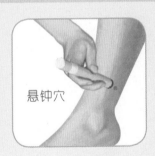

悬钟穴

健 康 提 示 ▼

影响血脂浓度的因素很多，其中饮食和生活方式是两个主要因素，因此在穴位降脂的过程中，强调低脂饮食和限制胆固醇高的食品如蛋黄、动物内脏等的摄入十分重要。此外，还要改变不良的生活方式，比如多做运动、戒烟限酒、规律作息等。

⊙ 冠心病 — 呵护心脏的内关、心俞穴

冠心病是一种最常见的心脏病，是指因冠状动脉狭窄、供血不足而引起的心肌机能障碍和器质性病变。该病一般表现为心力衰竭和心律失常，一旦发作，会产生心绞痛或心肌梗死，可伴有发烧、恶心、呕吐等胃肠道症状，更有甚者会休克或猝死。冠心病多发生在40岁以后，患者以中老年人居多，且男性多于女性，脑力劳动者多于体力劳动者。目前，冠心病患病率呈逐年上升趋势，并且患病年龄也趋于年轻化。

穴疗之道

◎ 中医认为冠心病的发生是由于年老体衰，脏腑功能虚损，阴阳气血失调，再加之七情六欲的影响，从而导致气滞血瘀、胸阳不振、痰浊内生，使得心脉痹阻而致病。刺激特定的穴位可以益气活血，消除微循环障碍，调节人体的整体功能，从而达到缓解不适症状的目的。

健康处方
- ● 特效穴位
- ○ 辅助穴位

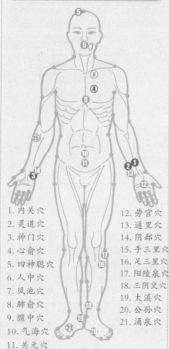

1. 内关穴
2. 灵道穴
3. 神门穴
4. 心俞穴
5. 四神聪穴
6. 人中穴
7. 风池穴
8. 肺俞穴
9. 膻中穴
10. 气海穴
11. 关元穴
12. 劳宫穴
13. 通里穴
14. 阴郄穴
15. 手三里穴
16. 足三里穴
17. 阳陵泉穴
18. 三阴交穴
19. 太溪穴
20. 公孙穴
21. 涌泉穴

● ● 正面穴位
○ ○ 背面（或脚底部）穴位

特|效|穴|解|密 ▼

内 关 穴

内关穴是手厥阴心包经的络穴，对调理冠心病等心脏病有显著效果。当心绞痛发作时，用力点按内关穴，能迅速止痛。

灵 道 穴

灵道穴为手少阴心经的要穴。约91％的冠心病患者左侧灵道穴都有明显的压痛。坚持点按此穴，可减轻冠心病引发的心绞痛症状。

神 门 穴

神门穴是心经的俞穴，可调理心脏本身的疾病。现代科学研究也证实，刺激此穴能扩张冠状动脉，增加冠状动脉血流量，有助于冠心病的治疗。

心 俞 穴

当刺激心俞穴，可强健心脏功能，提高心肌抗缺血性损伤的能力，从而有效缓解冠心病引发的心绞痛症状。

穴│位│按│摩 ▼ •

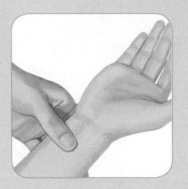

❶ 两手交替指招内关穴30~50次。

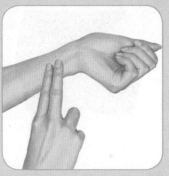

❷ 食指、中指按压灵道穴1~2分钟。

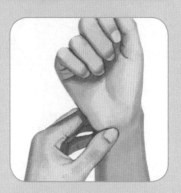

❸ 两手交替指招神门穴1~2分钟。

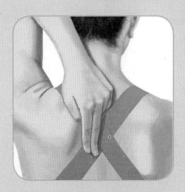

❹ 食指、中指点按背部两侧的心俞穴1~2分钟。

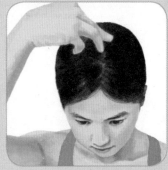

❺ 用拇、食、中、无名指指甲招四神聪穴4~6次。

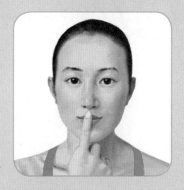

❻ 食指按压人中穴各1~2分钟。

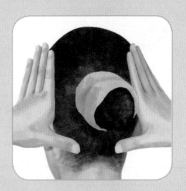

❼ 点揉风池穴1~2分钟。

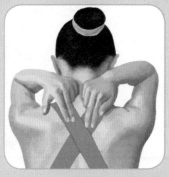

❽ 双手食指、中指点按背部两侧的肺俞穴1~2分钟。

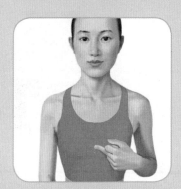

❾ 食、中指点压膻中穴1~2分钟。

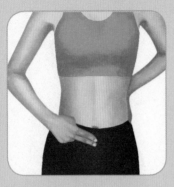

⓾ 食、中指点压气海穴1~2分钟。

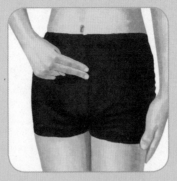

⓫ 食、中指点压关元穴1~2分钟。

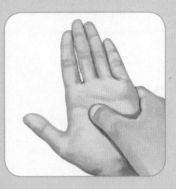

⓬ 按压劳宫穴1~2分钟。

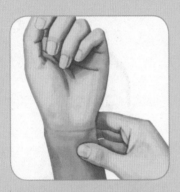

⓭ 拇指点压通里穴1~2分钟。

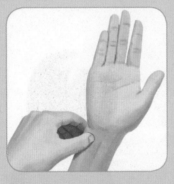

⓮ 拇指、食指捏阴郄穴1~2分钟。

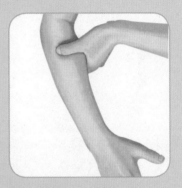

⓯ 两手交替指招手三里穴1~2分钟。

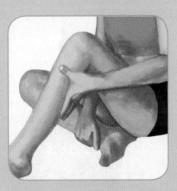

⓰ 用拇指按揉足三里穴2~3分钟。

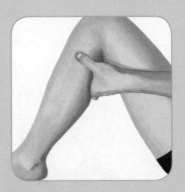

⓱ 用拇指按揉阳陵泉穴2~3分钟。

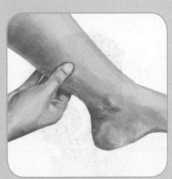

⓲ 用拇指按揉三阴交穴2~3分钟。

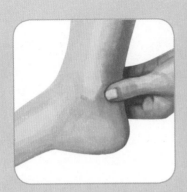

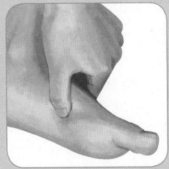

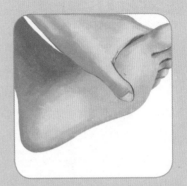

⑲ 拇指点压太溪穴1～2分钟。

⑳ 拇指点压公孙穴1～2分钟。

㉑ 用拇指按揉涌泉穴2～3分钟。

 穴｜位｜艾｜灸 ▼

 取穴　心俞穴、膻中穴、内关穴

灸法　　　　每次取2～3穴。一般用补法，本虚标实者施泻法。补法：将燃着的艾条对准穴位，使艾条与穴位相距3～5厘米，任其慢慢燃烧，温灸20～30分钟，以局部皮肤出现红晕为度，停灸后，再用手指按压施灸的穴位，至患者感觉酸胀。泻法：施灸时，使艾条与穴位距离保持在2～3厘米，灸5～10分钟，使局部皮肤出现红润潮湿并稍感灼烫，停灸后，不按其穴。每日或隔日1次，10次为1个疗程。

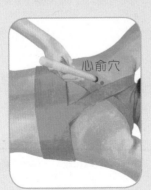

心俞穴

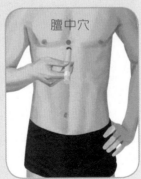

膻中穴

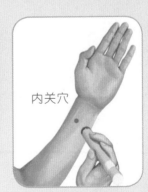

内关穴

→ 颈椎病　风池、肩井、后溪穴，让颈椎病退却

颈椎病，又称颈椎综合征，是指脊椎及其周围软组织发生病理改变而导致颈神经根、颈部脊髓、椎动脉及交感神经受到压迫或刺激而引起的一种疾病。临床上，颈椎病分为神经根型、脊髓型、椎动脉型及交感神经型四种。其中神经根型最为常见，表现为颈肩疼痛并放射至臂部或手指，颈部活动受限，严重者指麻无力、耳鸣头晕等。神经根型是中医穴位治疗的主要对象，治愈率在90%左右。

穴疗之道

◎颈椎退行性改变、颈部外伤、慢性劳损是引起颈椎病的主要因素。中医认为，颈椎病由年老体虚或长期劳累导致肾气不足、气血失和，再加上外感风寒、经络受阻以致筋骨不利所致。刺激特定穴位可补益脏腑、增强体质、调和气血、祛风散寒、舒筋通络，从而解痉止痛，有效缓解各种不适症状，延缓或逆转其病程。

健康处方
- ● 特效穴位
- ○ 辅助穴位

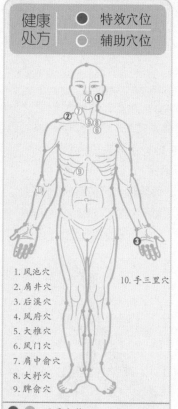

1. 风池穴
2. 肩井穴
3. 后溪穴
4. 风府穴
5. 大椎穴
6. 风门穴
7. 肩中俞穴
8. 大杼穴
9. 脾俞穴

10. 手三里穴

● ● 正面穴位
○ ○ 背面（或脚底部）穴位

特｜效｜穴｜解｜密｜▼

风 池 穴

对于颈椎病患者、椎动脉供血不足者而言，适当刺激风池穴可改善颈部、脑部的血液循环和血氧供应，缓解颈部肌肉紧张，有效缓解因颈椎病导致的头晕、颈肩酸痛等不适症状。

肩 井 穴

适当刺激肩井穴具有祛风散寒、舒筋活络、解痉止痛的功效，能促进血液运行周身，可改善患者颈部的血液循环，松解粘连和痉挛的软组织，有效缓解颈肩不适。

后 溪 穴

中医认为，颈项僵直、颈肩疼痛等症状多由小肠经经气循行不畅，颈肩处血液流动缓慢或停滞所致。

后溪穴是小肠经上的要穴，适当加以刺激可有效疏调局部经气、通经活络，促进心脏供血，加速颈肩部血液流动，缓解颈肩不适症状。

穴｜位｜按｜摩 ▼

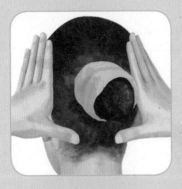

❶ 双手拇指点按两侧风池穴30秒左右。

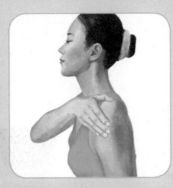

❷ 拇指点按肩井穴30秒左右。

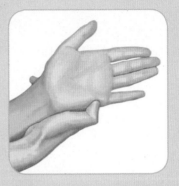

❸ 拇指指尖掐后溪穴30秒左右。

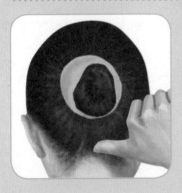

❹ 一手拇指轻轻点按风府穴30秒左右。

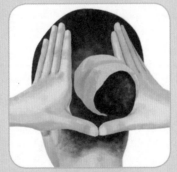

❺ 按揉颈后正中线，从风府穴至大椎穴高度。反复操作5遍。

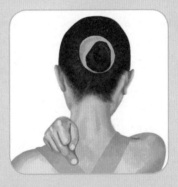

❻ 中指或食指点按风门穴30秒左右。

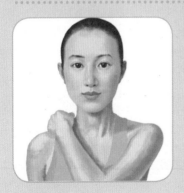

❼ 空拳叩打肩背2分钟。

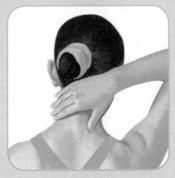

❽ 轻轻点按肩中俞穴30秒左右。

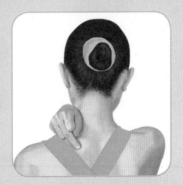

❾ 轻轻点按大杼穴30秒左右。

穴｜位｜贴｜敷 ▼

 取穴　大椎、肩井、脾俞、肾俞、手三里穴。

 药方　当归、川芎、桃仁、红花、乳香、没药、白芷、川乌、草乌、吴茱萸、元胡、木香等各等份。

 用法　上药研成细末，用120目筛过筛，取适量用白醋调成厚糊状。将穴位处先用75%的酒精消毒，再敷药糊，用肤疾宁贴膏固定。24小时后将胶布取掉，每隔1～2日贴1次。10次为1个疗程。

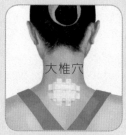 大椎穴

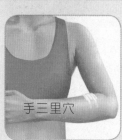 手三里穴

穴｜位｜拔｜罐 ▼

 取穴　大杼穴、风门穴

 方法　❶ 先用麻黄、木瓜、川椒、穿山甲、土鳖虫、羌活、苍术、独活、苏木、艾叶、杜仲、防风、红花、桃仁、透骨草、千年健、海桐皮各10克，乳香、没药各5克一起装入干净的布包，然后加水煎煮，制成药水。

❷ 将大小不同的竹罐在煮沸的药水锅内煮2～3分钟，取出并甩尽药水，然后迅速置于穴位上使吸住皮肤，7～10分钟后取下，以出现瘀斑或充血为度。每日或隔日1次，10次为1个疗程。疗程间隔3～5日。

健｜康｜提｜示 ▼

颈椎病患者睡觉时，枕头不可以过高或过硬。

→ 颈肩痛　风池穴让颈肩痛随"风"而逝

颈肩痛是临床常见病、多发病，是一种以颈肩肌肉痉挛、强直、酸胀、疼痛为主要症状的病症。休息、适当活动或经常改变体位姿势可使疼痛减轻；阴雨天气、劳累、着凉受风则会使疼痛加重。此症一般与因运动而产生的肌肉疼痛不同，如果置之不理，有可能转化成慢性炎症。

穴疗之道

◎颈肩痛一般是由于患者长期保持同一姿势，欠缺必要的伸展运动，以致颈筋两侧淋巴、血液循环不畅，人体新陈代谢不足，肩背肌肉纠结所致。刺激特定穴位能促进颈肩周围淋巴和血液的循环，缓解肌肉僵硬现象，提高人的活动能力。

健康处方
- ● 特效穴位
- ● 辅助穴位

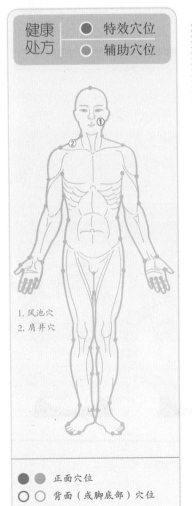

1. 风池穴
2. 肩井穴

● ● 正面穴位
○ ○ 背面（或脚底部）穴位

特 效 穴 解 密 ▼

风 池 穴

风池穴历来是缓解颈肩疼痛的常用穴。其位于颈肩处，穴下即为颈肩肌肉，适当加以刺激可促进颈肩部血液循环，放松颈肩肌肉，从而有效消除颈肩部的疼痛。

穴 位 按 摩 ▼

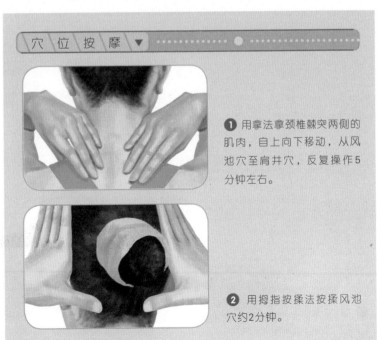

❶ 用拿法拿颈椎棘突两侧的肌肉，自上向下移动，从风池穴至肩井穴，反复操作5分钟左右。

❷ 用拇指按揉法按揉风池穴约2分钟。

→ 腰痛　点志室穴，去腰痛

腰痛是指腰部一侧或双侧疼痛的症状。现代医学上的肾脏疾病、风湿病、腰部肌肉骨骼的劳损与外伤等若以腰痛为主症，则都属于本病范围。此外，身体健康的人在日常生活中也会频发腰痛，这是因为腰背部是人体用力最多的部位，长时间保持一个体位或姿势，就容易出现腰背部疼痛，比如那些长期在办公室里久坐而缺少运动的人和因工作需要而久站的人。适当的按摩穴位不但能够有效消除疼痛，还可以预防腰肌劳损等病变。

穴疗之道

◎人体禀赋不足、劳累过度或者患病等原因，都可以导致肾气虚损、腰部经络不通，从而引发腰痛。刺激特定的穴位可以有效地疏通腰部经络，增强肾脏功能，缓解腰痛症状。

健康处方
- ● 特效穴位
- ○ 辅助穴位

1. 志室穴
2. 肾俞穴
3. 命门穴
4. 气海穴
5. 关元穴
6. 腰痛点
7. 神门穴
8. 合谷穴
9. 委中穴
10. 涌泉穴

- ●○ 正面穴位
- ○○ 背面（或脚底部）穴位

特 效 穴 解 密 ▼

志 室 穴

志室穴具有激发肾脏功能的作用。刺激此穴可补肾益精、壮阳固涩，促进腰部气血运行，从而有效缓解腰痛症状。经常按揉志室穴可有效缓解慢性腰痛。

穴 位 按 摩 ▼

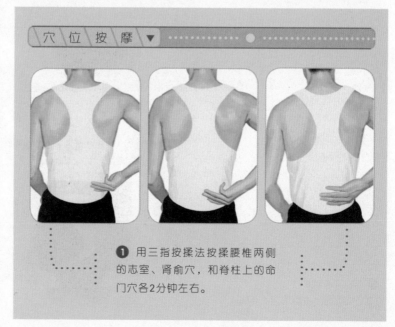

❶ 用三指按揉法按揉腰椎两侧的志室、肾俞穴，和脊柱上的命门穴各2分钟左右。

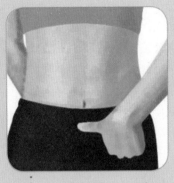 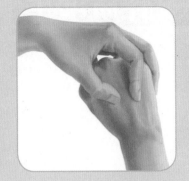

❷ 拇指按揉气海、关元穴，各2分钟左右，以透热为宜。

❸ 拇指、食指按揉腰痛点2分钟左右，以感觉酸胀为宜。

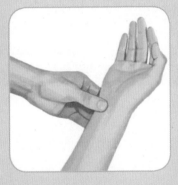 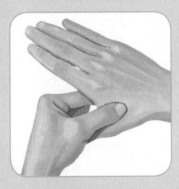 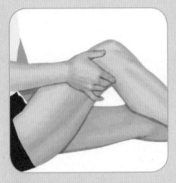

❹ 拇指按揉神门穴2分钟左右，以感觉酸胀为宜。

❺ 拇指掐合谷穴2分钟左右。

❻ 用三指按揉法按揉委中穴2分钟左右。

穴｜位｜贴｜敷 ▼

 取穴　阿是穴、涌泉穴

 药方　片姜黄30克，当归尾、泽兰、苏木、五加皮各60克，紫荆皮90克，乳香、没药、川乌、草乌、栀子、郁金各30克，川牛膝50克。

 用法　上药共研细末，备用。用时每次取药末30克，以酒水各半调成糊状，外敷于阿是穴（疼痛部位）和双足底涌泉穴，上盖敷料，胶布固定。每日换药1次。

→ 骨质增生　五穴联手缓解增生

　　骨质增生是一种常见病、多发病。人体中的一些骨骼关节常处于运动状态，因此关节软骨周围的血液循环较旺盛，以给骨骼提供营养，这样骨骼关节处就会出现代偿性软骨增长。时间久了，增生的软骨被钙化，即为骨质增生。据调查显示，45岁以上的中老年人和一些长期伏案工作者患骨质增生的概率极高。目前尚无治愈骨质增生的特效方法，仅能够缓解症状。

穴疗之道

　　◎骨质增生，中医称"骨痹"，认为其与肝肾亏虚和外伤、劳损导致的瘀血阻络密切相关。肾主骨生髓、肝主筋束骨利关节，倘若肾气亏虚、肝血不足，则骨髓发育异常、筋肉不坚无法约束骨骼。时间一长，关节在活动中便会受损而过早蜕变。刺激特定的穴位可调补肝肾、疏通经络，缓解病痛。骨质增生发于不同部位，需根据具体情况选择相应穴位进行调理。

健康处方

● 特效穴位
● 辅助穴位

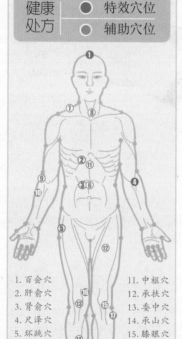

1.百会穴
2.肝俞穴
3.肾俞穴
4.尺泽穴
5.环跳穴
6.命门穴
7.肩井穴
8.大椎穴
9.曲池穴
10.手三里穴
11.中枢穴
12.承扶穴
13.委中穴
14.承山穴
15.膝眼穴
16.血海穴
17.阳陵泉
18.照海穴

●● 正面穴位
○○ 背面（或脚底部）穴位

特效穴解密 ▼

百会穴

　　百会穴为各经脉气会聚之处，能通达阴阳脉络，连贯周身经穴，对调节机体的阴阳平衡起着重要的作用，适当加以刺激可通调全身气血，对骨质增生导致的疼痛有一定疗效。

肝俞穴 肾俞穴

　　刺激肝俞、肾俞穴可增强肝、肾功能，培育元气、调和气血、疏通经络、强壮筋骨、止痛散风，对改善骨质增生效果较好。而肾俞穴对因骨质增生导致的腰部疼痛症状更是效果显著。

尺泽穴

　　尺泽穴历来为补肾良穴，对因肝肾亏虚、气血不足、筋骨失养导致的骨质增生有一定效果。

环跳穴

　　环跳穴是临床改善骨质增生的常用穴位。它是膀胱经和胆经的交会穴，适当加以刺激，可调理膀胱经、胆经经气，疏通经脉中的瘀阻之血，达到"通则不痛"的目的。

穴|位|按|摩 ▼

◎ 基 本 手 法 ◎

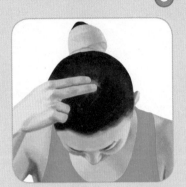

❶ 食指、中指点按百会穴2分钟
左右。

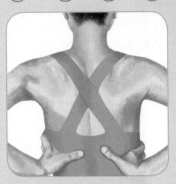

❷ 双手拇指点按两侧肝俞穴2分
钟左右。

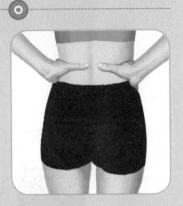

❸ 双手拇指点按两侧肾俞穴2分
钟左右。

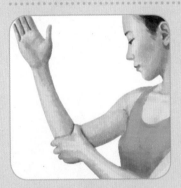

❹ 拇指点按尺泽穴1分钟。

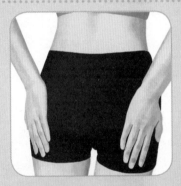

❺ 双手掌根拍推左右环跳穴各
200次。

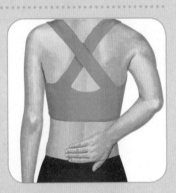

❻ 手掌擦命门穴数分钟，以此
处热透为度。

✚ 对 症 加 按 ✚

颈椎骨质增生 ≫

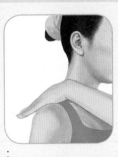

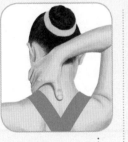

❶ 肩臂酸痛，抬举受
限，按揉肩井、大椎穴。

❷ 肘关节痛，按揉曲
池、手三里穴。

胸椎骨质增生 >>

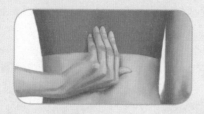

除按揉增生部位外，按揉中枢穴。

腰椎骨质增生 >>

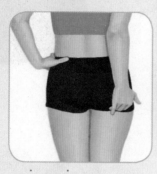 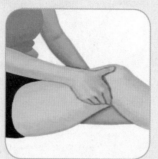 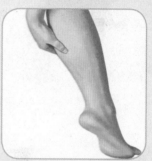

除按揉增生部位外，还按揉承扶、委中、承山等穴。

膝关节骨质增生 >>

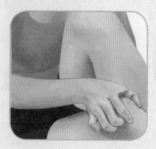 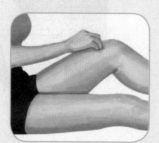 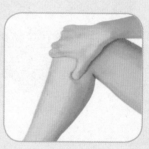

除按揉增生部位外，还按揉内外膝眼、血海、阳陵泉等穴。

跟骨骨质增生 >>

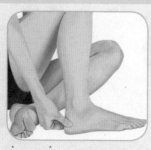 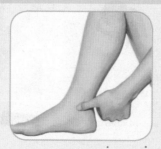

按揉跟骨两侧，跟底或压痛点及照海穴。

→ 口臭　　劳宫穴让你远离口臭

口臭，指呼气时有明显臭味，刷牙漱口难以消除，甚至含口香糖、使用清洁剂都难以掩盖的症状。口臭会给人的交往带来诸多不便，甚至使人变得封闭自卑，产生心理疾病。更严重的是，口臭患者口腔菌群的数量也较常人多，如不及时去除口臭，则会频发牙周炎、牙龈炎、口腔溃疡等症。

穴疗之道

◎饮食不节等造成的肠胃、脾脏功能减弱可影响正常的消化和排泄。这样大量食物糟粕便会滞留在肠中，积滞生热形成臭气。臭气从口腔出就会导致口臭。穴位疗法可恢复肠胃、脾脏功能，促进体内毒素和滞留食物的排出，有效去除口臭。

健康处方
- ● 特效穴位
- ● 辅助穴位

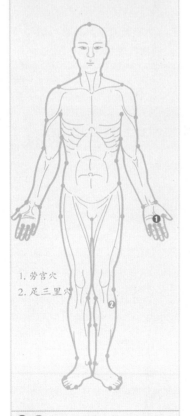

1.劳宫穴
2.足三里穴

● ● 正面穴位
○ ○ 背面（或脚底部）穴位

特 效 穴 解 密 ▼

劳 宫 穴

劳宫穴善清各种内热，能有效清除因各种食物积滞生热而形成的口臭。

穴 位 按 摩 ▼

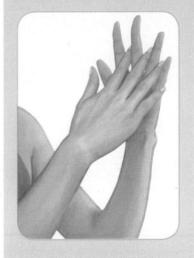

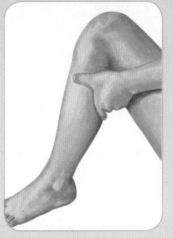

❶ 双手掌十字交叉，搓劳宫穴至发热为度，再按摩掌心36次。

❷ 用拇指着力，按揉两侧足三里穴各100次，以有酸胀感为佳。

→ 口腔溃疡

缓解口腔溃疡最有效的五大穴位

口腔溃疡，民间称其为"上火"，多发于春秋季节冷热交替之时。口腔溃疡的发作，常与一些疾病有关，比如胃溃疡、十二指肠溃疡、慢性或迁延性肝炎等。另外，消化不良、腹泻、过度疲劳、精神紧张、发热、贫血、偏食、睡眠不足、工作压力大、月经周期的改变等也可引发口腔溃疡。每个人在一生中都会发生不同程度的口腔溃疡，一般不会对日常生活造成太大影响，但反复发作的口腔溃疡会严重影响人们的工作和日常生活。

穴疗之道

◎中医称口腔溃疡为"口疮""口疡"，认为本病多因七情内伤、素体虚弱、外感六淫之邪致使肝郁气滞，郁热化火，心火炽盛，胃火上攻，心肾不交，虚火上炎熏蒸于口而发病。消除口腔溃疡的穴位疗法当以祛除病邪、调补五脏以扶正气为主要目的。

健康处方
- ● 特效穴位
- ○ 辅助穴位

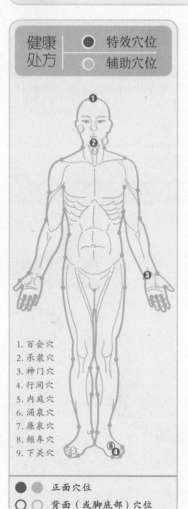

1. 百会穴
2. 承浆穴
3. 神门穴
4. 行间穴
5. 内庭穴
6. 涌泉穴
7. 廉泉穴
8. 颊车穴
9. 下关穴

● ● 正面穴位
○ ○ 背面（或脚底部）穴位

特效穴解密 ▼

百会穴

百会穴是人体万能的免疫穴，适当加以刺激可振奋体内阳气，有效增强机体免疫力，对缓解口腔溃疡具有一定的效果。

承浆穴

该穴位于面部，在颏唇沟的正中凹陷处，对口舌生疮有一定疗效。

神门穴

舌头上的溃疡，往往是心火亢盛所致。刺激神门穴可有效祛心火。

行间穴

口腔溃疡不但与心火亢盛有关，还与胃火和肝火旺盛有关。刺激此穴可有效泻去胃火和肝火，加速溃疡的愈合。

涌泉穴

适当地按摩涌泉穴能调整人体内分泌系统，提高免疫机能，有助于消除口腔溃疡。

穴｜位｜按｜摩　▼

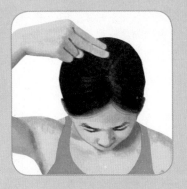

❶ 食指、中指点按百会穴2分钟
左右。

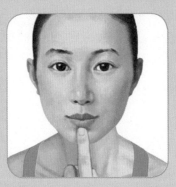

❷ 食指点按承浆穴2分钟左右，
以感觉酸胀为佳。

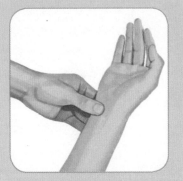

❸ 拇指点按神门穴1分钟左右。

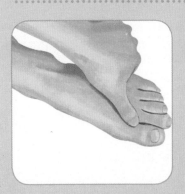

❹ 拇指点按行间、内庭穴各1分
钟左右。

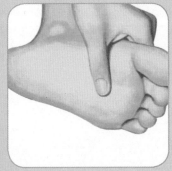

❺ 用拇指按摩涌泉穴2分钟左
右，以足部感觉发热为佳。

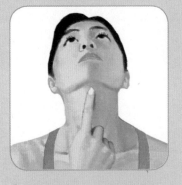

❻ 按摩廉泉穴，至局部发热为止。

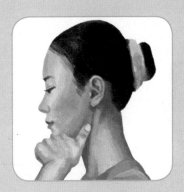

❼ 用拇指着力，按揉颊车穴2分
钟左右，以有酸胀感为佳。

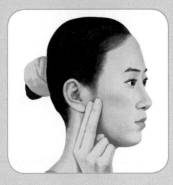

❽ 食、中指按揉下关穴2分钟，
以感觉酸胀为佳。

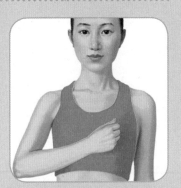

❾ 手握空拳，手指自然并拢，轻
轻拍击胸部，双手交替进行。

→ 鼻炎

迎香穴一点，鼻炎自消

鼻炎是指鼻腔黏膜和黏膜下组织的炎症。长期呼吸不洁净的空气是引起鼻炎的重要原因，而患感冒、贫血、糖尿病、风湿病、便秘等疾病的人，也会因为鼻腔血管长期瘀血扩张而造成鼻炎。鼻炎对人们的健康和生活危害甚大，成年人会因鼻炎引起头痛、反应迟钝，使工作效率低下；青少年可因鼻炎引起鼻塞、头痛等症状，造成精神不集中、记忆力减退等，从而影响学习成绩。

穴疗之道

◎中医认为鼻炎是由外感风邪或内热滞肺使肺气不宣、肺窍闭塞所致，此外脾肾虚损也会导致鼻炎。刺激特定的穴位，可调补肺、脾、肾三脏，宣肺清热，促进鼻部血液循环，改善鼻炎的各种不适症状。由于中医学中的肺、脾、肾与机体免疫状态密切相关，所以此法还可改善机体免疫状态，有效预防鼻炎。

健康处方
- ● 特效穴位
- ● 辅助穴位

1. 迎香穴
2. 曲差穴
3. 太阳穴
4. 鼻通穴
5. 风池穴
6. 大椎穴
7. 肺俞穴
8. 合谷穴
9. 列缺穴
10. 上星穴
11. 印堂穴
12. 大杼穴
13. 神庭穴
14. 百会穴
15. 承光穴
16. 攒竹穴
17. 肾俞穴
18. 少商穴
19. 阳白穴
20. 鱼腰穴
21. 四白穴

● ● 正面穴位
○ ○ 背面（或脚底部）穴位

特 效 穴 解 密 ▼

迎 香 穴

迎香穴是消除鼻部疾患的特效穴，自古就有"不闻香臭取迎香"之说。适当刺激迎香穴可疏通大肠经，肺与大肠相表里，因此此法还能增强肺脏功能，改善呼吸系统功能，促进鼻部血液循环，消除鼻部炎症，对急、慢性鼻炎有不错的疗效。

穴 位 按 摩 ▼

○ 基 本 手 法 ○

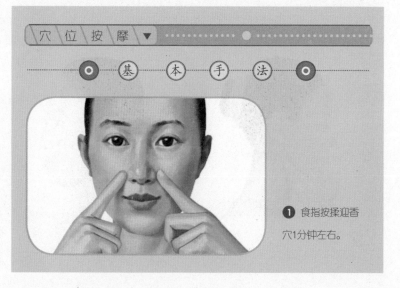

❶ 食指按揉迎香穴1分钟左右。

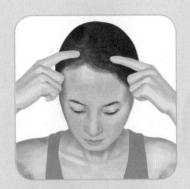

❷ 食指按揉曲差穴1分钟左右。

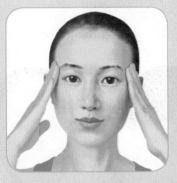

❸ 手指由鼻两侧起推抹至太阳穴20次。

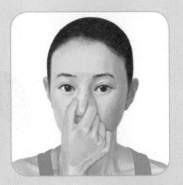

❹ 用一手拇、食指指腹沿鼻上的鼻通穴向下至迎香穴往返施推抹法10~15次。

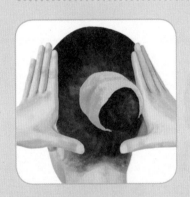

❺ 拇指点按风池穴1分钟左右。

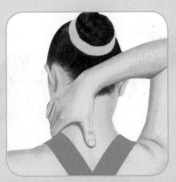

❻ 拇指点按大椎穴1分钟左右。

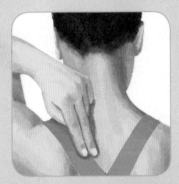

❼ 食、中指按揉肺俞穴1分钟左右。

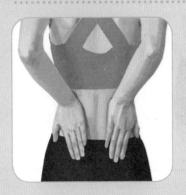

❽ 双手掌擦背腰部，以透热为度。

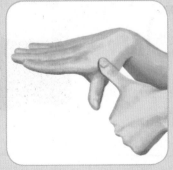

❾ 一指禅推合谷穴1分钟左右。

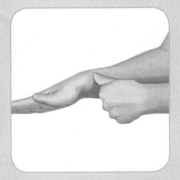

❿ 一指禅推列缺穴1分钟左右。

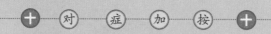

＋ 对 症 加 按 ＋

急性鼻炎

症状提示

发病比较急，病程比较短，相当于日常所说的"伤风"和"感冒"。

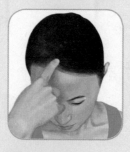

❶ 食指按揉上星穴1分钟左右。

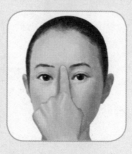

❷ 食指按揉印堂穴1分钟左右。

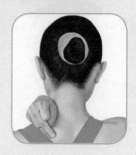

❸ 中指点按大杼穴1～2分钟。

慢性单纯性鼻炎、慢性肥厚性鼻炎

症状提示

发病较缓慢，病程较长，主要症状为鼻分泌物增多、鼻堵塞。

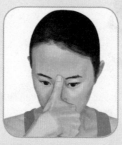

❶ 拇指沿印堂穴到神庭穴连线上来回推50次左右，力量均匀适中。

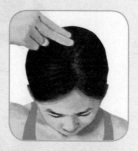

❷ 食、中指按压百会穴1～2分钟。

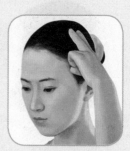

❸ 食、中指按压承光穴1～2分钟。

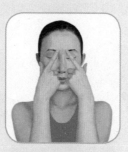

❹ 用两食指螺纹面紧贴在两攒竹穴，做抹法，至太阳穴，5～7次。

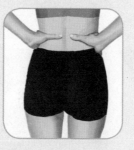

❺ 拇指点按肾俞穴1分钟左右。

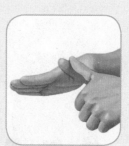

❻ 拇指揉少商穴1分钟左右。

症状
提示

萎缩性鼻炎

萎缩性鼻炎是鼻炎中最难治者，临床表现为鼻内干燥、咽干、鼻塞、鼻腔有臭味、嗅觉消失、反复鼻衄、头痛、耳鸣。

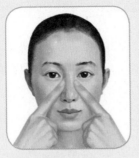

用食指推擦鼻梁骨两侧，以热胀红润为度。

症状
提示

过敏性鼻炎

过敏性鼻炎往往因鼻腔黏膜对吸入空气中的某些成分高度敏感所致，症状与感冒类似。

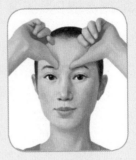

揉攒竹穴1分钟左右。

穴 位 艾 灸 ▼

取穴

阳白穴、攒竹穴、鱼腰穴；四白穴、迎香穴

灸法

每次取一组，两组交替运用。选好艾条，用线香点燃，放在距离穴位2～3厘米高的地方开始施灸。因为此两组穴位都位于人体面部，艾灸时稍不小心就有可能烫到或烧到面部肌肤，因此灸时不宜太热，以患者能耐受为度，并嘱患者闭上双眼。病属急性者每穴灸3～5支，慢性者灸5～7支，每日灸1次，7～10次为1个疗程。

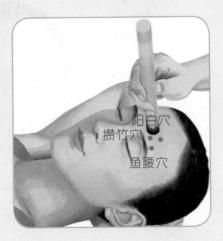

阳白穴
攒竹穴
鱼腰穴

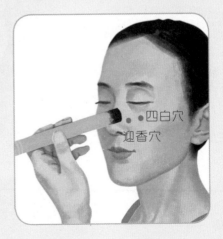

四白穴
迎香穴

➔ 咽喉炎 常按尺泽穴，咽喉炎落荒而逃

咽喉炎指咽部黏膜和淋巴组织的炎性病变，常由受凉、劳累等诱发。临床上一般把咽喉炎分为急性咽喉炎和慢性咽喉炎两种。急性咽喉炎常为病毒、细菌所引发，如果调理不当，反复发作，就容易形成慢性咽喉炎。穴位疗法对治疗慢性咽喉炎有不错的疗效。

穴疗之道

◎从中医理论来说，慢性咽喉炎的病机是肺肾阴虚、肺阴不足、虚火上炎，风热邪毒乘虚侵犯，从口鼻直入咽喉而发病。喜食酸辣油炸、烟酒过多、起居不慎也是致病因素。治疗咽喉炎的关键是增强自身整体抗病能力。

健康处方
- 特效穴位
- 辅助穴位

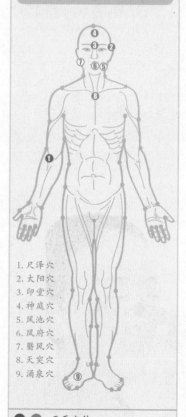

1. 尺泽穴
2. 太阳穴
3. 印堂穴
4. 神庭穴
5. 风池穴
6. 风府穴
7. 翳风穴
8. 天突穴
9. 涌泉穴

● ● 正面穴位
○ ○ 背面（或脚底部）穴位

特 效 穴 解 密 ▼

尺 泽 穴

尺泽穴具有出血泄热、消肿止痛的功效，适当刺激有助于强化机体免疫功能，对治疗咽喉炎以及缓解其引发的咽喉肿痛等症状有显著效果。

穴 位 按 摩 ▼

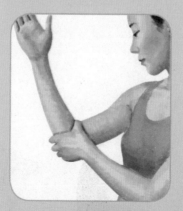

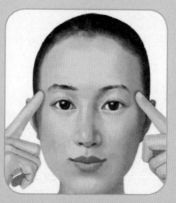

❶ 用拇指指端按揉尺泽穴，约1分钟。

❷ 患者取坐位，用双手拇指或食、中指指腹按揉双侧太阳穴，约2分钟。

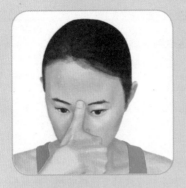

❸ 患者取坐位，用一手大拇指指腹自印堂穴推抹至神庭穴止，反复操作约2分钟。

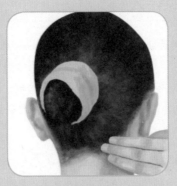

❹ 患者取坐位，用双手大拇指指腹反手拿双侧风池穴，约2分钟。

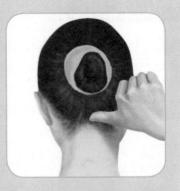

❺ 患者取坐位，用一手大拇指指腹反手按揉风府穴，约2分钟。

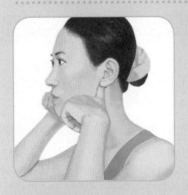

❻ 患者取坐位，用双手拇指反手按揉耳后翳风穴，约2分钟。

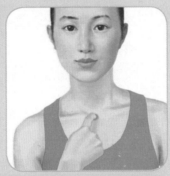

❼ 患者取坐位，用一手食指指腹勾点天突穴，约1分钟。

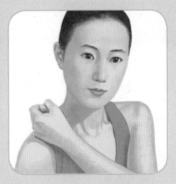

❽ 患者取坐位，以空拳叩击双侧肩部2分钟左右。

穴|位|贴|敷 ▼

 取穴　涌泉穴

 药方　黄连3份，吴茱萸2份。

 用法　　上药共研为细末，混匀，贮瓶备用。用时取上药适量，加米醋调如糊膏状，于晚上入睡前敷于双侧涌泉穴，油纸覆盖，胶布固定，第二天早晨取去。每日贴敷1次，3次为1个疗程。

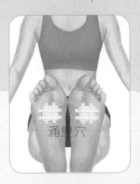

涌泉穴

→ 失眠

百会一按，失眠改善

失眠是以经常不能入眠为特征的一种病症。失眠症的临床表现为入睡困难或睡眠不沉、时睡时醒、醒后不易再入睡，严重者可彻夜不眠，并伴有头痛、头晕、健忘等症状。长期性失眠不仅会引起眼圈发黑、眼袋明显、皮肤松弛、面色晦暗，还会带来一系列的机体损害，如智力减退、警觉力和判断力下降、免疫功能低下、内分泌紊乱等，严重危害人体健康。

穴疗之道

◎ 中医称失眠为"不寐"，认为其多由劳倦思虑太过损伤心脾，或肾气不足、心火亢盛以致心肾失交所致。此外，心胆气血不足也是形成失眠的原因。刺激特定穴位可镇静安神、补血养心、增强脾肾功能，调节神经系统，改善失眠症状。

健康处方　● 特效穴位　○ 辅助穴位

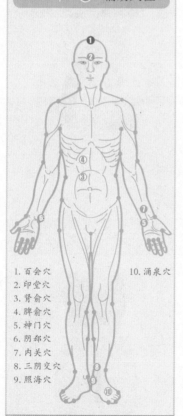

1. 百会穴
2. 印堂穴
3. 肾俞穴
4. 脾俞穴
5. 神门穴
6. 阴郄穴
7. 内关穴
8. 三阴交穴
9. 照海穴

10. 涌泉穴

●● 正面穴位
○○ 背面（或脚底部）穴位

特 效 穴 解 密 ▼

百 会 穴

按压百会穴可以改善大脑皮层的兴奋与抑制过程，调节中枢神经系统功能，促进头部血液循环，对消除失眠和神经衰弱等症疗效显著。

穴 位 按 摩 ▼

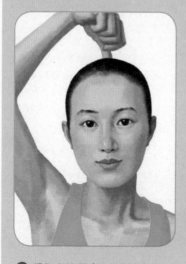

❶ 拇指点按百会穴1分钟左右。

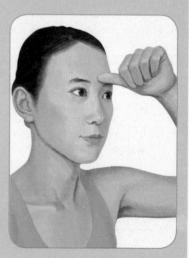

❷ 拇指指端按压印堂穴20次。

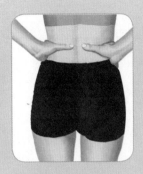 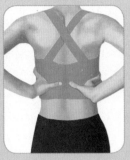 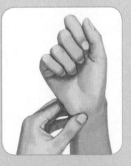 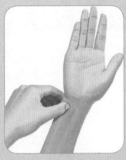

❸ 双拇指点按肾俞穴1
分钟左右。

❹ 双拇指按压脾俞穴1
分钟左右。

❺ 拇指指腹按压神门穴
1分钟左右。

❻ 若心脾两虚，拇指按
压阴都穴1分钟左右。

穴|位|艾|灸 ▼

 神门穴、内关穴、三阴交穴、照海穴、涌泉穴

　　　每晚睡前施灸，对准穴位，距离6厘米左右高度，让患者局部有温热
感，使皮肤出现红润为止（防止被烧伤）。在治疗期间停用安眠药。患者
可自己施术或由家人帮着施术。10天为1疗程，一般1个疗程即可见效，
中间休息2~3天，再进行第2疗程。若治疗过程中患者配合热水泡足10分
钟后再灸，效果更佳。

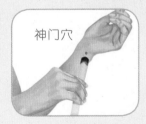

神门穴

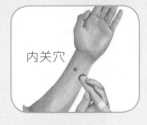

内关穴

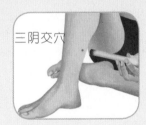

三阴交穴

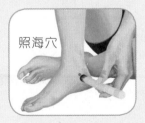

照海穴

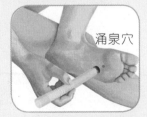

涌泉穴

→ 胃痛　降伏胃痛的中脘穴

　　胃痛，主要为上腹部近心窝处疼痛为主。现代医学认为，各种胃病以及生活不规律导致的肠胃神经系统紊乱，都会破坏胃酸分泌的正常节律，从而导致胃痛；刺激性食物，对胃黏膜的破坏也是导致胃痛的重要原因。当今社会，胃痛已成为普通人的常见症状。胃痛发作时，人们常疼痛难忍，并有恶心、欲吐之感，耽误了正常的工作和学习，严重还会使人出现休克现象。

穴疗之道

　　◎胃痛属中医"胃脘痛"范畴。中医认为，寒气滞留于胃、饮食不节致使脾胃受伤、气郁伤肝以致肝气犯胃、脾胃虚弱等，都可导致人体气机郁滞，使胃因失养而痛。该病临床可分为：寒邪犯胃型、饮食积滞型、肝气犯胃型、脾胃虚寒型。刺激特定穴位可增强脾胃功能，疏肝理气，使肠胃神经系统恢复正常，从而有效止痛。

特 效 穴 解 密 ▼

中 脘 穴

　　中脘穴是调理消化系统疾病的最常用穴位之一。刺激此穴，对胃肠功能有调整作用，可以起到健脾和胃、补中益气的功效，对缓解胃痛疗效显著。

健康处方
- ● 特效穴位
- ● 辅助穴位

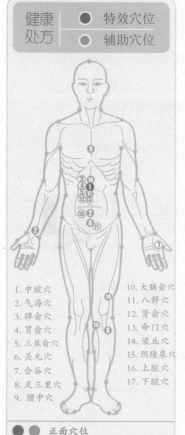

1. 中脘穴
2. 气海穴
3. 脾俞穴
4. 胃俞穴
5. 三焦俞穴
6. 关元穴
7. 合谷穴
8. 足三里穴
9. 膻中穴
10. 大肠俞穴
11. 八髎穴
12. 肾俞穴
13. 命门穴
14. 梁丘穴
15. 阴陵泉穴
16. 上脘穴
17. 下脘穴

● ● 正面穴位
○ ○ 背面（或脚底部）穴位

穴 位 按 摩 ▼

◎ 基 本 手 法 ◎

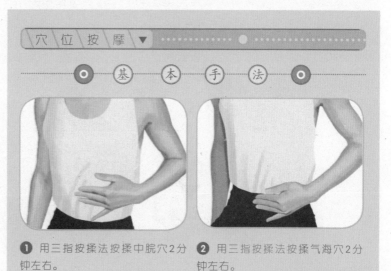

❶ 用三指按揉法按揉中脘穴2分钟左右。

❷ 用三指按揉法按揉气海穴2分钟左右。

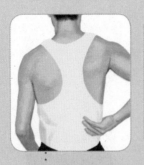
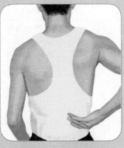
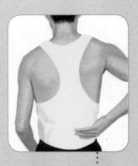
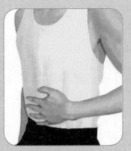

❸ 用三指按揉法按揉脾俞、胃俞、三焦俞等穴，每穴时间约1分钟。

❹ 用掌摩法在胃部摩擦，使热量渗透于胃部，时间约5分钟。

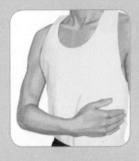
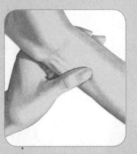
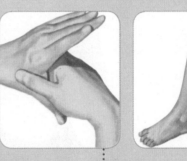

❺ 用搓法搓两胁各1分钟左右。

❻ 用拇指按揉内关、合谷穴，各1分钟。

❼ 用拇指按揉足三里穴2分钟左右。

✛ 对 症 加 按 ✛

寒邪犯胃证

症状提示

胃痛、畏寒、得温痛减、口不渴、喜热饮、苔薄白。

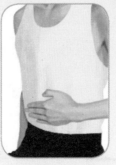

用掌摩法横摩上腹部3分钟左右。

肝气犯胃证

症状提示

胃脘胀闷作痛、脘痛连胁、嗳气频繁、大便不畅，胃部可因情绪因素而作痛，苔薄白。

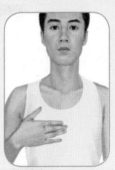

用指摩法在膻中穴摩3分钟左右。

饮食积滞证

症状
提示

胃脘胀痛、嗳腐吞酸或呕吐、吐后痛减、消化不良或大便不爽、苔厚腻。

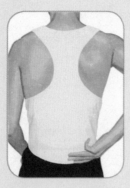

❶ 用三指按揉法按揉大肠俞穴3分钟左右。

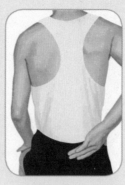

❷ 用三指按揉法按揉八髎穴3分钟左右。

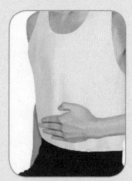

❸ 用掌平推法横推上腹部3分钟左右。

脾胃虚寒证

症状
提示

胃痛隐隐、喜温喜按、空腹疼痛剧烈、进食后疼痛减轻、泛吐清水、神疲乏力、手足不温、大便溏薄、舌淡苔白。

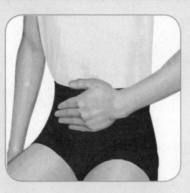

❶ 用掌按揉法按揉关元穴2分钟左右。

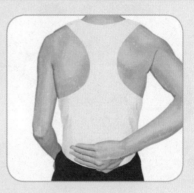

❷ 用掌擦法横擦腰部肾俞、命门穴，以透热为度。

疼痛剧烈者

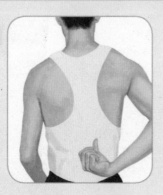

❶ 用拇指端点法在背部脾俞穴附近的压痛点点按2分钟。

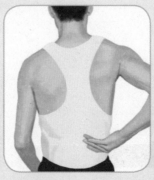

❷ 用三指弹拨法在背部肾俞穴附近的压痛点按摩2分钟。

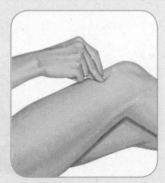

❸ 用单指叩点法或五指叩点法叩点梁丘穴1分钟左右。

穴|位|贴|敷 ▼

 取穴　中脘穴、足三里穴、阴陵泉穴

 药方　白芥子、细辛、甘遂、延胡索各适量。

 用法　上药分别研末，按白芥子4份、细辛4份、甘遂1份、延胡索1份的比例混合均匀，以姜汁调成花生米大，用4×4厘米胶布贴于三穴处。每次贴2～3小时，每周贴1次，连贴10次。

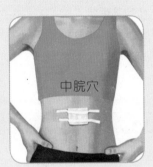
中脘穴

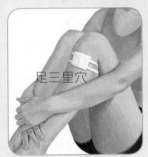
足三里穴

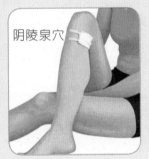
阴陵泉穴

穴|位|拔|罐 ▼

 取穴　胃脘（上脘、中脘、下脘穴）

 方法　单纯拔罐法。按常法行罐，在胃脘用较大口径的罐，留罐5分钟。如兼有呕吐者，再在鸠尾穴上闪罐5～10次，每日治疗1次。

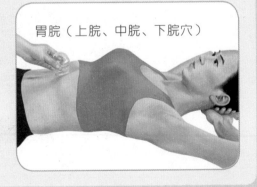
胃脘（上脘、中脘、下脘穴）

→ 消化不良　内关、足三里、中脘穴是健胃穴

　　此处消化不良指功能性消化不良，即具有上腹胀痛、泛酸、食欲不振、呕吐、失眠、多梦等不适症状，经检查排除引起这些症状的器质疾病的一组临床综合征。患者多为20～49岁之间的都市上班族。经调查显示，现代社会生活节奏快、精神压力大是主要致病原因。此症不但影响患者的生活质量，而且也要花费相当高的治疗成本，因此已经逐渐成为现代社会中的一个重要医疗保健问题。

穴疗之道

　　◎由肝气郁结导致的焦虑和紧张，会使人体内分泌、自主神经功能紊乱，从而打乱胃肠节律运动，引发消化不良。脾胃虚弱也是导致肠胃运动迟缓、消化吸收功能低下的重要原因。刺激特定穴位可疏肝健脾、益胃养阴，调节内分泌和自主神经功能，恢复肠胃的正常运作，促进胃排空，对功能性消化不良有显著的改善作用。

健康处方　● 特效穴位　● 辅助穴位

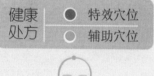

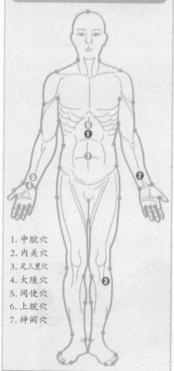

1. 中脘穴
2. 内关穴
3. 足三里穴
4. 大陵穴
5. 间使穴
6. 上脘穴
7. 神阙穴

●　● 正面穴位
○　○ 背面（或脚底部）穴位

特 效 穴 解 密 ▼

中 脘 穴　内 关 穴　足 三 里 穴

　　此三穴对胃肠功能起主要调节作用，加以刺激可纠正人体胃电节律紊乱，促进胃排空，调节体内胃酸和胃蛋白酶的分泌以及自主神经功能，从而明显缓解消化不良症状。

穴 位 按 摩 ▼

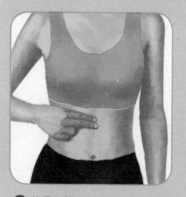

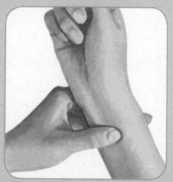

❶ 按揉中脘穴2分钟左右，每天一次。

❷ 一手拇指点按另手内关穴30秒左右。

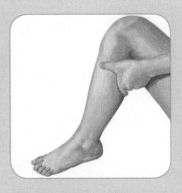

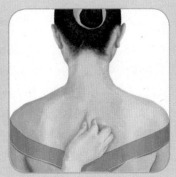

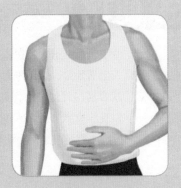

❸ 用大拇指或中指在足三里穴做
按压动作，每次2～3分钟。

❹ 自上而下捏拿脊柱，反复2次。

❺ 双手顺着肚脐先顺时针、再逆
时针画圈按摩，各10分钟左右。

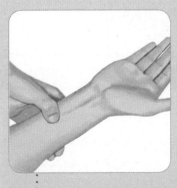

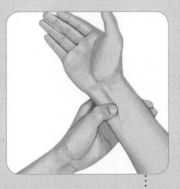

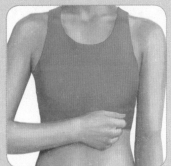

❻ 屈指点按大陵穴1分钟左右，
拇指点按间使穴30秒左右。

❼ 沿胃经自腹部轻敲到脚踝部，
每天敲打10～15分钟。

穴 | 位 | 贴 | 敷 ▼

 取穴　上脘穴、
神阙穴

 药方　青藤香、沉香、檀
香、安息香、生香附、
砂仁、白蔻仁各适量。

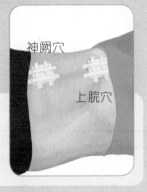

神阙穴

上脘穴

 用法　将药物研末过筛，以透皮剂适量调膏，将药膏
摊于塑料透明薄膜上，用麝香壮骨膏将药膜贴在上
脘穴及神阙穴上。药膏每次贴7～8小时，每天换1
次，5天为1个疗程。

→ 便秘　人体自有通便丸

便秘是指由于大便在体内停留时间过长，以至大便干结、排出困难或排不尽的情况。现代人生活紧张、工作压力大、新陈代谢不理想，吃了过多的荤腥之物或不易消化的食物后，就容易出现便秘。便秘是百病之源，长期便秘会使人因毒素无法及时排出而出现腹胀、口臭、食欲减退和易怒等身体"中毒"症状，还会引起肥胖、皮肤老化、贫血、肛裂、痔疮、直肠溃疡等疾病。

穴疗之道

◎中医将便秘分为实证和虚证。实证多由暴饮暴食以致大小肠内积热、气血循环不畅所致；虚证多由脾肾阳气不足所致，多见于老年人、久卧病床的人和女性。刺激特定穴位可通腑泄热、顺气导滞、滋阴润肠，预防和缓解便秘，是"标本兼治"的好方法。便秘临床可分为：胃肠燥热型、气机郁滞型、气血亏损型、阴寒凝结型。

健康处方
● 特效穴位
○ 辅助穴位

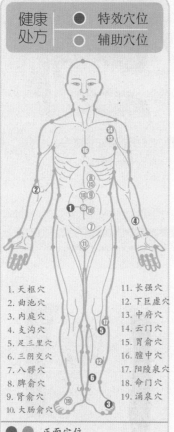

1. 天枢穴
2. 曲池穴
3. 内庭穴
4. 支沟穴
5. 足三里穴
6. 三阴交穴
7. 八髎穴
8. 脾俞穴
9. 肾俞穴
10. 大肠俞穴
11. 长强穴
12. 下巨虚穴
13. 中府穴
14. 云门穴
15. 胃俞穴
16. 膻中穴
17. 阳陵泉穴
18. 命门穴
19. 涌泉穴

●● 正面穴位
○○ 背面（或脚底部）穴位

特｜效｜穴｜解｜密｜▼

天｜枢｜穴

天枢穴是大肠经气血的主要来源之处，有疏调肠腑、理气行滞的功效，是腹部要穴。适当刺激天枢穴可有效改善肠胃功能，对中老年人特别是更年期女性的效果最佳。

曲｜池｜穴　内｜庭｜穴

刺激此二穴可消除体内过多"火气"，促进胃肠蠕动，改善习惯性便秘。

支｜沟｜穴

支沟穴是用于便秘的特效穴位，刺激此穴，可通调腑气，增强机体的排毒功能，缓解便秘症状。

足｜三｜里｜穴　三｜阴｜交｜穴

刺激此二穴可调节人体内脏功能，增强体质，润肠通便。

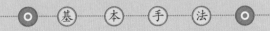

穴 位 按 摩 ▼

◎ 基 本 手 法 ◎

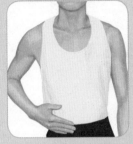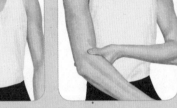

❶ 用指摩法施于天枢穴2分钟左右。

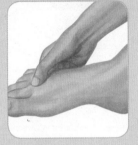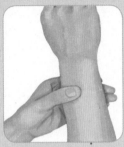

❷ 用拇指按法按曲池、内庭、支沟穴各2分钟左右。

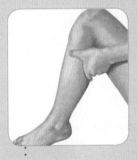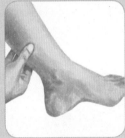

❸ 拇指按揉足三里、三阴交穴各1分钟。

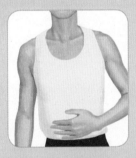

❹ 用掌摩法顺时针方向摩整个腹部6分钟左右。

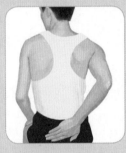

❺ 用掌搓法搓骶部八髎穴，以透热为度。

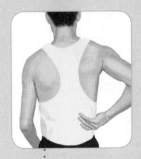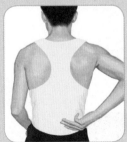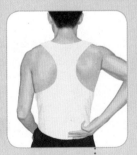

❻ 用三指按揉法按揉脾俞、肾俞、大肠俞穴等各1分钟左右。

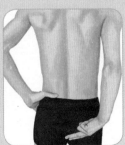

❼ 用中指按法按长强穴2分钟左右。

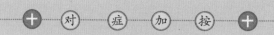

胃肠燥热型

症状提示 大便干结、小便短赤、面红身热、腹胀腹痛、口干、口臭、舌红苔黄。

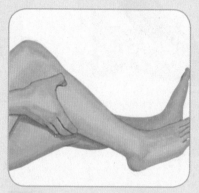

用拇指平推法从足三里穴开始向下推到下巨虚穴为止，反复操作2分钟左右。

气机郁滞型

症状提示 大便秘结、欲便不得、嗳气频繁、腹中胀痛、进食减少、舌苔薄腻。

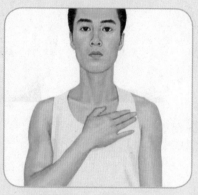

用三指按揉法按揉中府、云门穴各1分钟左右。

气血亏损型

症状提示 排便困难、小便清长、四肢冰冷、腹中冷痛、腰脊酸冷、舌淡苔白。

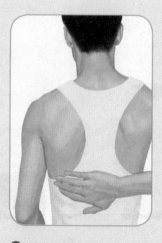

❶ 用掌擦法横擦脾俞、胃俞穴处，以透热为度。

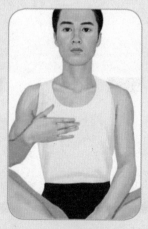

❷ 用指摩法摩膻中穴1分钟左右。

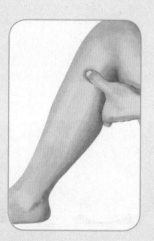

❸ 拇指点按阳陵泉穴1分钟左右。

阴寒凝结型

症状提示 排便困难、便后疲乏、大便不干硬、面色无华、头晕目眩、心悸、舌淡嫩、苔薄。

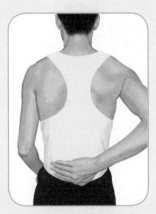

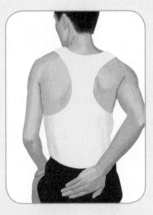

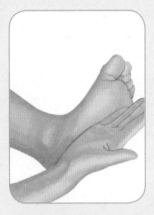

❶ 用掌擦法擦腰部肾俞穴及骶部八髎穴处，均以透热为度。

❷ 用掌擦法擦腰部命门穴及骶部八髎穴处，均以透热为度。

❸ 用小鱼际擦法擦足底涌泉穴，以透热为度。

╲穴│位│艾│灸╲▼

取穴 大肠俞穴、天枢穴、支沟穴

灸法 　按艾条温和灸法操作施灸。每次连续灸10～20 分钟，至局部皮肤发红为止。每日灸治 1～2 次，7～10 次为 1 疗程，疗程间隔3～5 天。

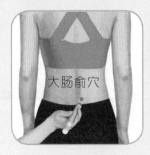

大肠俞穴

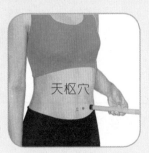

天枢穴

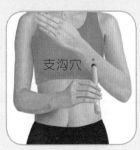

支沟穴

→ 痔疮　痔疮发作，请找承山穴

痔疮，是肛门直肠底部及肛门黏膜的静脉丛发生曲张而形成的一个或多个柔软的静脉团。痔疮多见于成年人，按发生的部位分为内痔、外痔、混合痔。临床上，内痔的主要症状为便血，较大的内痔伴有脱垂；外痔主要症状为肛门处坠胀、疼痛、有异物感；混合痔兼有内、外痔双重症状。

穴疗之道

◎中医认为"热则血伤，血伤则经滞，经滞则气不周行，气与血俱滞，乘虚而坠入大肠，此其所以为痔也"。刺激特定穴位可清热凉血、利湿解毒、益气活血，促进肛门周围血液循环，缓解静脉曲张，从而达到减轻疼痛、消除痔疮的目的。

健康处方
- ● 特效穴位
- ● 辅助穴位

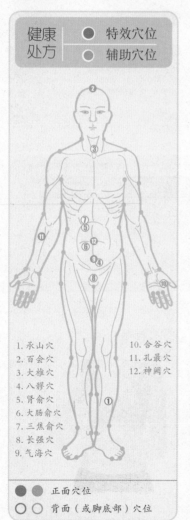

1. 承山穴
2. 百会穴
3. 大椎穴
4. 八髎穴
5. 肾俞穴
6. 大肠俞穴
7. 三焦俞穴
8. 长强穴
9. 气海穴
10. 合谷穴
11. 孔最穴
12. 神阙穴

●● 正面穴位
○○ 背面（或脚底部）穴位

特 效 穴 解 密 ▼

承山穴

承山穴为膀胱经经穴，适当刺激此穴，既能调理膀胱气化功能以清湿热，又能疏导肛门局部气血，可有效消除痔疮。

穴 位 按 摩 ▼

❶ 按揉或推按承山穴2~3分钟。

❷ 五指指尖自头顶部的百会穴叩击至大椎穴。重复3遍。

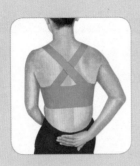
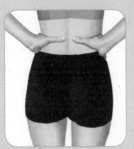
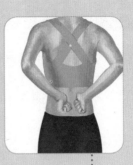

❸ 掌搓八髎穴2~3分钟。

❹ 双手拇指点按肾俞、大肠俞、三焦俞穴各2~3分钟。

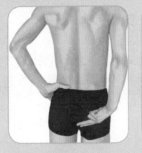
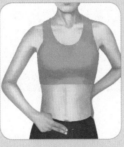
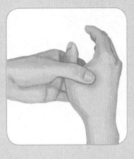
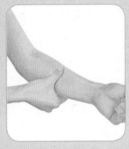

❺ 单手中食指点按长强穴2~3分钟。

❻ 食指、中指点按气海穴2~3分钟。

❼ 拇指按压合谷穴2~3分钟。

❽ 拇指点按孔最穴2~3分钟。

穴位贴敷 ▼

 取穴　神阙穴

 药方　地榆、冰片适量。

 用法　地榆、冰片研成末，调成药膏，放于脐部，用医用胶布贴牢即可。1次1片，1日换1次。6天1个疗程。

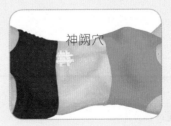
神阙穴

→ 腹泻

上肢二穴，神奇止泻

腹泻是消化系统疾病的常见症状，主要表现为：进食后食物未经完全消化、吸收即被排出体外，排便次数增加，粪便稀薄或含有脓血。腹泻会影响人体对食物中营养成分的吸收，消耗体内蓄存的营养，从而使人营养不良、贫血、免疫力降低。

穴疗之道

◎中医称腹泻为"泄泻"，认为其可分为湿热型腹泻、寒湿困脾型腹泻、脾虚型腹泻等类型。湿热型表现为舌苔黄腻、舌质红，同时伴有腹痛、泻下急迫等症状，大便呈黄褐色、味臭，大便后肛门有灼热感；寒湿困脾型多因生冷饮食所致，表现为舌苔白腻，泄泻清稀甚至水样便，可有腹痛肠鸣、脘闷少食等症状；脾虚型表现为舌苔白微腻，舌质淡（即舌头颜色淡），大便时溏时泻，迁延反复，稍进油腻食物就泄泻加重，常伴有面色萎黄、神疲倦怠等症状。刺激特定穴位可增强脾胃功能，使胃肠道功能恢复正常，有效缓解腹泻。

健康处方
- ● 特效穴位
- ● 辅助穴位

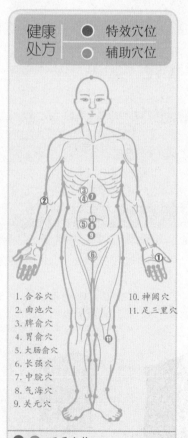

1. 合谷穴
2. 曲池穴
3. 脾俞穴
4. 胃俞穴
5. 大肠俞穴
6. 长强穴
7. 中脘穴
8. 气海穴
9. 关元穴
10. 神阙穴
11. 足三里穴

● ● 正面穴位
○ ○ 背面（或脚底部）穴位

特 效 穴 解 密 ▼

合 谷 穴
此穴是大肠经原穴，以手指重力按压，便可立即消失。

曲 池 穴
刺激曲池穴能够活跃大肠机能，还原机体正常的消化功能，有效缓解急、慢性腹泻。

穴 位 按 摩 ▼

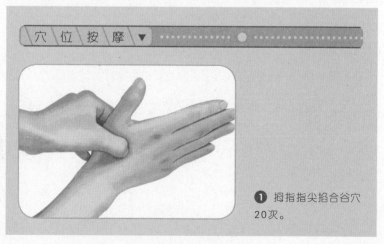

❶ 拇指指尖招合谷穴20次。

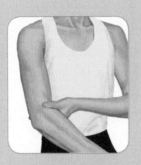
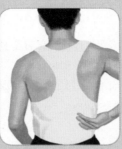
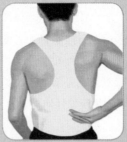

❷ 按揉曲池穴2分钟左右。

❸ 用三指按揉法按揉脾俞、胃俞、大肠俞穴各2分钟左右。

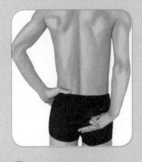
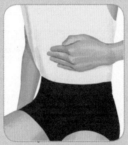
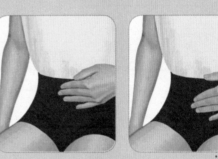

❹ 用中食指按法按长强穴1分钟左右。

❺ 用指摩法摩中脘、气海、关元穴各2分钟左右。

穴 位 艾 灸 ▼

 取穴　神阙穴、足三里穴

 灸法　神阙穴用隔姜灸10～15壮，足三里穴用艾条灸10～15分钟。

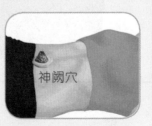
神阙穴

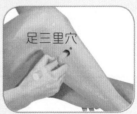
足三里穴

→ 痛经　关元穴让痛经成为历史

　　痛经指女性经期前后或行经期间，下腹部痉挛性疼痛并伴有全身不适，日常生活受到严重影响的情况。痛经分原发性和继发性。月经初潮后即痛经者，一般属原发性，常见于未婚未孕妇女，妇科检查无明显器质性病变。初潮后一段时间内无痛经，后出现痛经，多发于盆腔器质性病变者，为继发性痛经。对于原发性痛经，穴位疗法可有效缓解不适。

穴疗之道

　　◎中医认为，痛经主要病机在于邪气内伏，经血亏虚，致使胞宫气血运行不畅，"不通则痛"；或胞宫失于濡养，"不荣则痛"。刺激特定的穴位可活血祛邪、通脉止痛。

健康处方
- ● 特效穴位
- ○ 辅助穴位

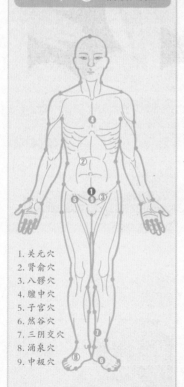

1. 关元穴
2. 肾俞穴
3. 八髎穴
4. 膻中穴
5. 子宫穴
6. 然谷穴
7. 三阴交穴
8. 涌泉穴
9. 中极穴

●● 正面穴位
○○ 背面（或脚底部）穴位

特效穴解密 ▼

关元穴

　　关元穴善调各种生殖系统疾病。中医认为，关元穴具有培元固本、补益下焦的功用，凡因气血亏虚所引发的病症皆可使用。

穴位按摩 ▼

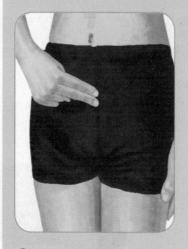

❶ 食、中指按揉关元穴1分钟。

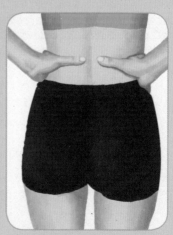

❷ 拇指按揉肾俞穴，以酸胀为度。

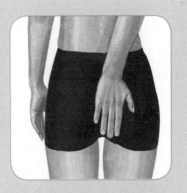

❸ 掌根按揉八髎穴，以酸胀为度。

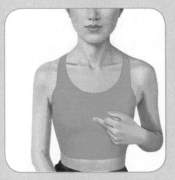

❹ 中指点按膻中穴1分钟。

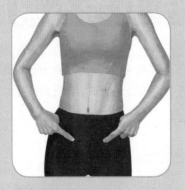

❺ 双手食指按揉子宫穴1分钟。

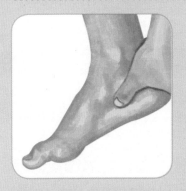

❻ 取坐位，双手拇指按压然谷穴1分钟，以酸胀为度。

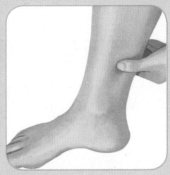

❼ 取坐位，拇指按压三阴交穴1分钟，以酸胀为度。

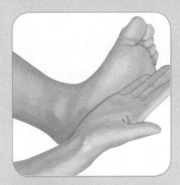

❽ 小鱼际擦涌泉穴，以有热感向小腿部放射为宜。

穴 位 艾 灸 ▼

取穴　中极穴

灸法　　斑蝥、白芥子各20克，研极细末，以50%二甲基亚砜调成软膏作为灸药。每次于经前5日取麦粒大的药膏置于胶布上贴于中极穴处，然后用艾条对准贴敷处进行熏灸，月经始潮或始觉腹痛贴第2次。一般3小时后可揭去药膏，此时会出现水泡并逐渐增大，2~3日后渐干瘪结痂。2个月经周期为1个疗程。

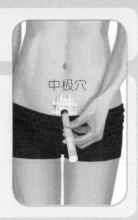

中极穴

→ 月经不调　调理月经还得找太溪穴

月经不调，是指女性月经的周期、经期长短、经色、经质等发生异常并伴有其他症状的一种疾病，又称为经血不调，是最常见的妇科疾病之一。其包括月经先期、月经后期、月经先后不定期、月经过少、月经过多等症。月经不调若治疗不当，会发展成崩漏、闭经等病。

穴疗之道

◎月经不调多由七情所伤或先天肾气不足、劳倦过度，使气血失调、冲任二脉损伤所致。刺激特定的穴位可加强肝脏疏泄、脾脏统血、肾脏温煦功能，使月经恢复正常。该病的临床常见证型有：血热型、血寒型、气血虚型、肝郁型、肾虚型。

健康处方
- ● 特效穴位
- ○ 辅助穴位

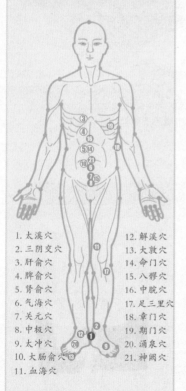

1. 太溪穴
2. 三阴交穴
3. 肝俞穴
4. 脾俞穴
5. 肾俞穴
6. 气海穴
7. 关元穴
8. 中极穴
9. 太冲穴
10. 大肠俞穴
11. 血海穴
12. 解溪穴
13. 大敦穴
14. 命门穴
15. 八髎穴
16. 中脘穴
17. 足三里穴
18. 章门穴
19. 期门穴
20. 涌泉穴
21. 神阙穴

● ● 正面穴位
○ ○ 背面（或脚底部）穴位

特效穴解密 ▼

太溪穴

太溪穴是肾经原穴，能激发人的先天之本。适当刺激太溪穴可疏肝补肾、滋阴利湿，调节内分泌，对缓解女性月经不调、痛经、更年期综合征、手脚冰冷等有良效。

穴位按摩 ▼

◎ 基本手法 ◎

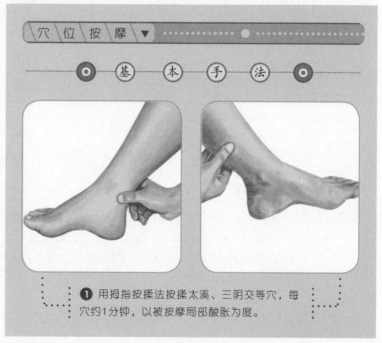

❶ 用拇指按揉法按揉太溪、三阴交等穴，每穴约1分钟，以被按摩局部酸胀为度。

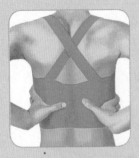
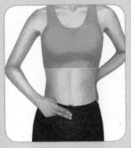
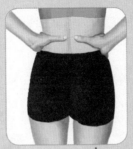
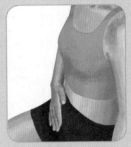

❷ 用指按揉法按揉肝俞、脾俞、肾俞
等穴，每穴2分钟左右。

❸ 用手掌掌面摩小腹部
5分钟左右。

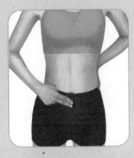
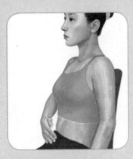
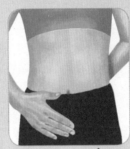
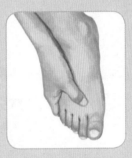

❹ 用按揉法按揉气海、关元、中极穴
等穴，每穴2分钟左右。

❺ 拇指点按太冲穴1分
钟左右。

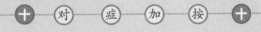

＋　对　症　加　按　＋

血热证

症状
提示

经血色红或有紫块，质黏而稠；心烦，咽干舌燥、颜面潮红、舌红苔黄；尿黄
便结。

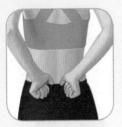
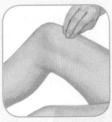
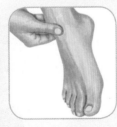
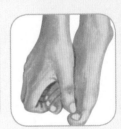

❶ 用按揉法按揉大肠
俞穴2分钟左右。

❷ 用五指叩点法或单
指叩点法叩点血海穴1
分钟左右。

❸ 用拇指按揉法按揉
解溪穴约1分钟，以被
按摩部位酸胀为度。

❹ 用掐法掐大敦穴各
10～15下。

血寒证

症状提示 经期延后，经血色暗量少；小腹冷痛，得热则痛感减轻；畏寒、手足冰冷；面色苍白、舌苔薄白。

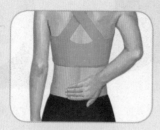 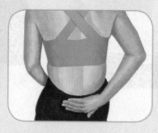 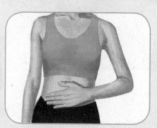

❶ 用掌擦法横擦肾俞、命门穴，以透热为度。

❷ 用手掌横擦八髎穴3分钟，以热透为度。

❸ 用手掌掌面按揉脐部3分钟左右。

气血虚证

症状提示 经期错后或延长，经血量少色淡；头晕眼花、易疲劳、四肢无力；心悸气短、少寐多梦、面色萎黄无华、舌淡少苔。

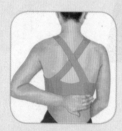 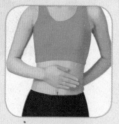 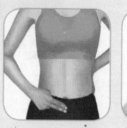

❶ 用掌搓法搓背部脾胃对应处，以被按摩部位微热为度。

❷ 用手掌掌面或手指按揉中脘、气海穴各3分钟左右。

❸ 用拇指弹拨法弹拨足三里穴约1分钟，以被按摩部位酸胀为度。

肝郁证

症状提示

经行不畅、经血色红或紫；胸胁、乳房、小腹胀痛；烦躁易怒、抑郁；食欲不振、口苦咽干、舌苔薄黄。

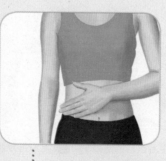

用掌按揉法按揉章门、期门穴，每穴约1分钟，以被按摩部位酸胀为度。

肾虚证

症状提示　经期提前、月经量时多时少、色暗淡、质稀薄；腰脊酸痛、腿脚无力；舌淡。

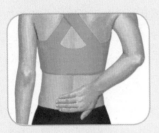
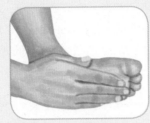
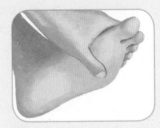

❶ 用掌擦法横擦肾俞、命门穴，以皮肤温热为度。

❷ 沿足底纵轴用掌擦法，以被按摩部位温热为度。

❸ 用拇指按揉法按揉涌泉穴约1分钟，以被按摩部位酸胀为度。

穴 位 贴 敷 ▼

　神阙穴

　当归9克，鹿茸3克，肉桂、干姜、白芍、红花、川芎各6克。

　上药共研为细末，贮瓶备用。贴敷时取药末适量，加醋调成糊状，敷于脐中，以纱布覆盖、胶布固定，两天换药1次，15次为1个疗程。本法适用于月经不调者。

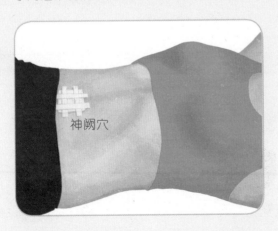

神阙穴

→闭经 血海、三阴交穴有效解"经闭"

闭经，是指女性年满18周岁后从未行经，或月经周期已建立但又发生连续3个月以上无月经的病症。妊娠期、哺乳期暂时的停经，绝经期的绝经，或有些少女初潮后一段时间内停经等，均属正常生理现象，不作闭经而论。闭经的症状除了月经闭止之外，尚有面色苍白或萎黄、小腹冷痛、白带增多、四肢不温、心悸气短、午后低热、失眠多梦、心烦易怒等症状。

穴疗之道

◎中医认为经闭可分为两种，一种由肝肾亏损、气血虚弱，导致精血不足、血海空虚、无血可下所致；另一种由气滞血瘀、寒湿凝滞，导致脉道不通、经血不得下行所致。因此，缓解经闭的穴位疗法当以补益肝肾、疏通脉道为关键。

健康处方

● 特效穴位
○ 辅助穴位

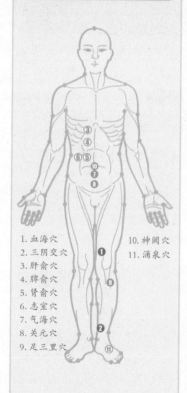

1.血海穴
2.三阴交穴
3.肝俞穴
4.脾俞穴
5.肾俞穴
6.志室穴
7.气海穴
8.关元穴
9.足三里穴
10.神阙穴
11.涌泉穴

●● 正面穴位
○○ 背面（或脚底部）穴位

特效穴解密 ▼

血海穴

血海穴为足太阴脾经的经穴，是调理妇女月经病的奇效穴。妇女以血为本，此穴名"血海"，是多血之地。适当刺激血海穴有活血化瘀的功效，并且对下丘脑、垂体、性腺功能尤其对卵巢功能有调整作用，可调节子宫功能，使月经周期恢复正常。

三阴交穴

三阴交穴属脾经穴，而脾经统血，用力刺激三阴交穴可使阻滞之血得解，从而有效缓解闭经现象。

穴位按摩 ▼

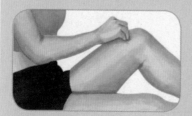

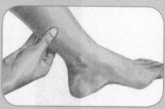

❶ 用五指叩点法叩点血海穴1分钟左右。

❷ 拇指按揉三阴交穴2分钟左右。

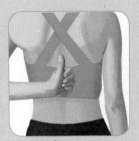 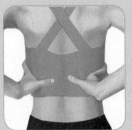 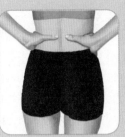 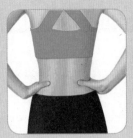

❸ 用拇指按揉法按揉肝俞、脾俞、肾俞、志室等穴，各2分钟左右。

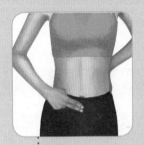 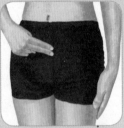 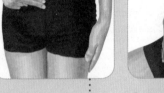 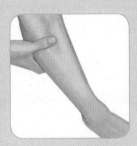

❹ 按揉气海、关元等穴，各2分钟左右。

❺ 用掌摩法在小腹部按摩5分钟左右。先顺时针摩擦，再逆时针摩擦。

❻ 用拇指按揉足三里穴1分钟左右。

穴｜位｜贴｜敷 ▼

 取穴 神阙穴、涌泉穴

 药方 当归、益母草、川红花各30克，三棱、莪术各10克，土鳖虫6克，麝香1.5克。

 用法 前6味药共研细末，再加入麝香同研，和匀，贮瓶备用，勿漏气。用时取药末25克，以白酒调和成膏状，分别敷于神阙穴和涌泉穴，上盖敷料，胶布固定。每日换药1次，10次为1个疗程。

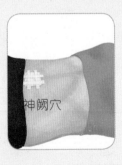

神阙穴

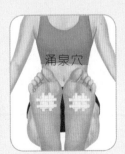

涌泉穴

→ 不孕症　对付不孕症，有三阴交、肾俞穴

凡婚后夫妇同居3年以上未避孕而不受孕者，属原发性不孕；如曾生育或流产后3年以上未避孕而不再受孕者，属继发性不孕。导致不孕的原因有男方因素，如性功能障碍、精液异常等，但以女方因素为主，包括排卵障碍以及输卵管、子宫、子宫颈异常等。其中排卵障碍，即各种因素引起卵巢功能紊乱导致的无排卵，是穴位疗法的主要治疗对象。

穴疗之道

◎肾精不充使冲任虚损，胞脉失养便不能摄精成孕；而肝虚、情志不畅以致肝失疏泄或体质肥胖、恣食膏粱厚味以致痰湿内生、气机不畅，胞脉受阻，也会导致不孕。刺激穴位可补益脏腑、增强体力、调节内分泌，有效调理不孕症。

健康处方
● 特效穴位
○ 辅助穴位

1. 三阴交穴
2. 肾俞穴
3. 命门穴
4. 八髎穴
5. 关元穴
6. 子宫穴
7. 血海穴
8. 大肠俞穴
9. 蠡沟穴
10. 太冲穴

● ● 正面穴位
○ ○ 背面（或脚底部）穴位

特 效 穴 解 密 ▼

三 阴 交 穴

刺激三阴交穴可调节生殖内分泌功能，改善卵巢功能，促进卵巢正常发育，这是中医调理不孕症的常用方法。

肾 俞 穴

刺激肾俞穴能强化肾脏功能，促进排卵，增强受孕概率。

穴 位 按 摩 ▼

◎ 基 本 手 法 ◎

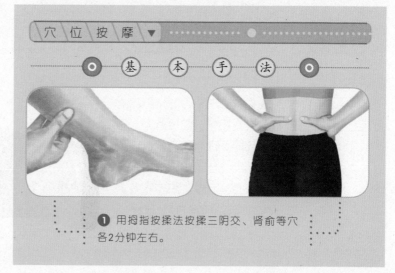

❶ 用拇指按揉法按揉三阴交、肾俞等穴各2分钟左右。

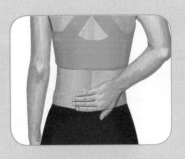

❷ 用掌擦法横擦命门穴，以透热为度。

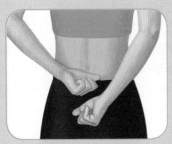

❸ 敲背部八髎穴2分钟左右。

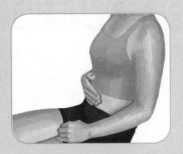

❹ 用掌按揉法按揉小腹部5分钟左右。

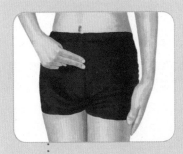

❺ 按揉关元、子宫穴等，每穴2分钟左右。

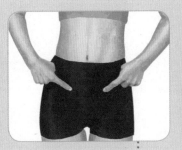

❻ 用单指叩点法叩点血海穴1分钟左右。

＋ 对 症 加 按 ＋

肾虚不孕症

症状提示　经行量少，色淡、头晕耳鸣、腰酸、小腹发寒、白带少且清稀、性欲冷淡、大便时溏。苔薄白、舌淡、脉沉细。

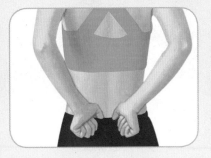

用按揉法按揉大肠俞穴2分钟左右。

肝郁不孕症

症状提示　月经先后无定期、经量时多时少、色暗红有块、情志不畅、经前乳胀胁痛、行经小腹胀痛。苔薄、脉弦。

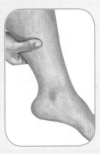

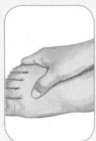

❶ 用拇指点法点按蠡沟穴2分钟左右。　❷ 拇指点按太冲穴1分钟左右。

→ 乳腺增生

常点乳根穴，乳腺不增生

乳腺增生，是乳腺组织导管和乳小叶在结构上的退行性病变及进行性结缔组织的生长。现代医学认为，婚育、饮食、环境和遗传因素是乳腺发病的主要原因。乳腺增生最常见的症状是乳房疼痛和乳房肿块。此外，乳腺增生的常见症状还包括乳头溢液、月经失调、情志改变等。

穴疗之道

◎乳腺增生属中医"乳癖""乳核""乳栗"等范畴。中医认为，恼怒伤肝可使肝郁气滞，思虑伤脾可使脾失健运。肝脾两伤、痰气互结、阻滞成块，则发而为乳腺增生。穴位疗法以疏肝理气、化痰散结为关键。

健康处方　● 特效穴位　○ 辅助穴位

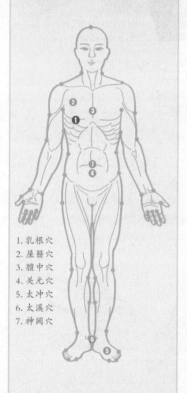

1. 乳根穴
2. 屋翳穴
3. 膻中穴
4. 关元穴
5. 太冲穴
6. 太溪穴
7. 神阙穴

●　● 正面穴位
○　○ 背面（或脚底部）穴位

特 效 穴 解 密 ▼

乳 根 穴

乳房属胃经，乳根穴为胃经要穴，又分布在乳下，适当加以刺激，可疏通经络、调理气血、消结止痛、养血丰乳。

穴 位 按 摩 ▼

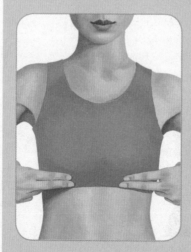

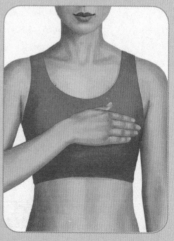

❶ 双手拇指同时按揉乳根穴2分钟左右。

❷ 用手掌轻轻揉按肿块2分钟左右，以局部发热为宜。

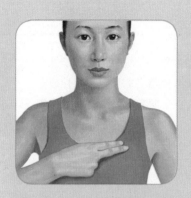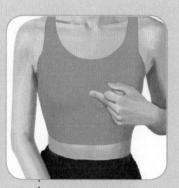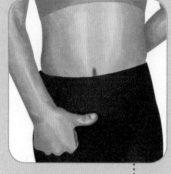

❸ 食指、中指按揉屋翳穴2分钟左右。

❹ 点按膻中、关元穴各1分钟左右，以穴位有酸胀感为宜。

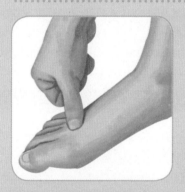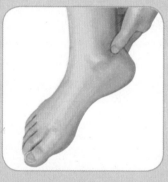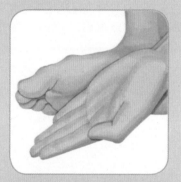

❺ 每天泡完脚，按揉双侧太冲穴5分钟左右。

❻ 每天按压双侧太溪穴5分钟左右，最佳的按揉时间是下午。

❼ 用手掌小鱼际着力，摩擦脚掌心，两脚交替进行，以发热为度。

穴|位|贴|敷 ▼

 取穴　神阙穴

 药方　蒲公英30克，木香30克，当归30克，白芷30克，薄荷30克，栀子30克，地丁18克，瓜蒌18克，黄芪18克，郁金18克，麝香4克。

 用法　将上述中药共同研成细末，混匀。每次用药前，先用75%的酒精将脐部清洗干净，待晾干后把药末0.4克放入肚脐眼，随后用干棉球轻压在药末上，按摩片刻即用医用胶布密封紧贴脐上固定。以后每3天更换1次，8天为1个疗程，一般治疗需要3个疗程。

→ 阳痿　难以启齿的阳痿，就找关元穴

阳痿是指男子阴茎无法勃起或勃起无力，不能完成性交的现象，是最常见的男子性功能障碍性疾病。精神因素、神经系统病变、内分泌病变、泌尿生殖器官病变以及慢性疲劳等因素，均可引发该病。据统计，成年男性中约有11.4%的人有不同程度的阳痿症状。阳痿不仅会给夫妻关系带来障碍，还可能导致男性不育。

穴疗之道

◎阳痿属中医"阴痿"范畴。中医认为，恣情纵欲、少年误犯手淫，或惊恐、思虑太甚以致损伤肾气、耗损肾精、命门火衰、宗筋失养，是导致阳痿的原因之一；此外，饮酒食厚味，脾胃受伤，运化失常，湿浊内生，郁而化热，湿浊下注，宗筋弛纵也是造成阳痿的原因。缓解和治疗阳痿的穴位疗法，通过固肾壮阳、补益心脾、疏肝理气，促进局部血液循环，调节内分泌，改善神经功能，从而达到壮阳的目的。该病的临床常见证型有：命门火衰型、湿热下注型、心脾受损型、恐惧伤肾型。

健康处方　● 特效穴位　○ 辅助穴位

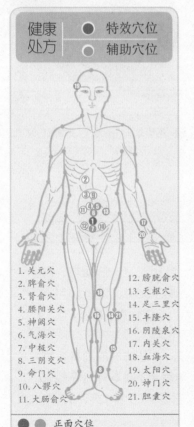

1. 关元穴
2. 脾俞穴
3. 肾俞穴
4. 腰阳关穴
5. 神阙穴
6. 气海穴
7. 中极穴
8. 三阴交穴
9. 命门穴
10. 八髎穴
11. 大肠俞穴
12. 膀胱俞穴
13. 天枢穴
14. 足三里穴
15. 丰隆穴
16. 阴陵泉穴
17. 内关穴
18. 血海穴
19. 太阳穴
20. 神门穴
21. 胆囊穴

● ● 正面穴位
○ ○ 背面（或脚底部）穴位

特|效|穴|解|密 ▼

关 元 穴

关元穴为任脉要穴，而任脉是与生殖系统密切相关的一条经脉，刺激关元穴可促进阴茎周围血液的循环，调节内分泌，有效强精壮阳。

穴|位|按|摩 ▼

◎ 基 本 手 法 ◎

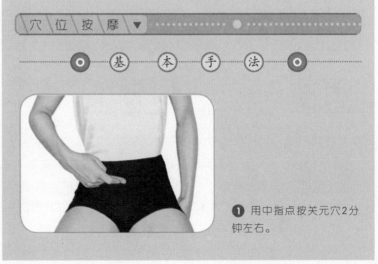

❶ 用中指点按关元穴2分钟左右。

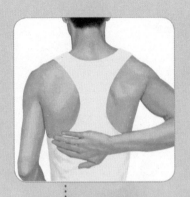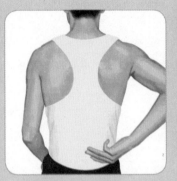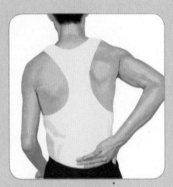

❷ 用掌擦法或三指按揉法按揉脾俞、肾俞、腰阳关穴各2分钟
左右。

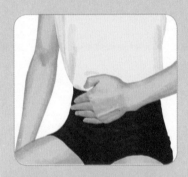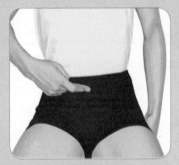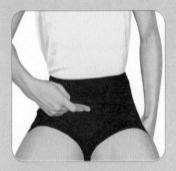

❸ 用掌按揉法按揉神阙穴5分钟
左右。

❹ 用中指按法按气海穴2分钟
左右。

❺ 用中指按法按中极穴2分钟
左右。

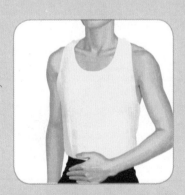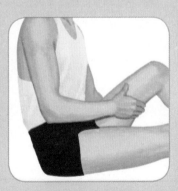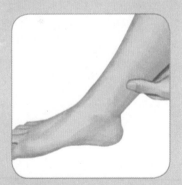

❻ 用掌振颤法振颤小腹部1分钟
左右。

❼ 用拿法拿大腿内侧肌肉5分钟
左右。

❽ 用拇指按法按三阴交穴2分钟
左右。

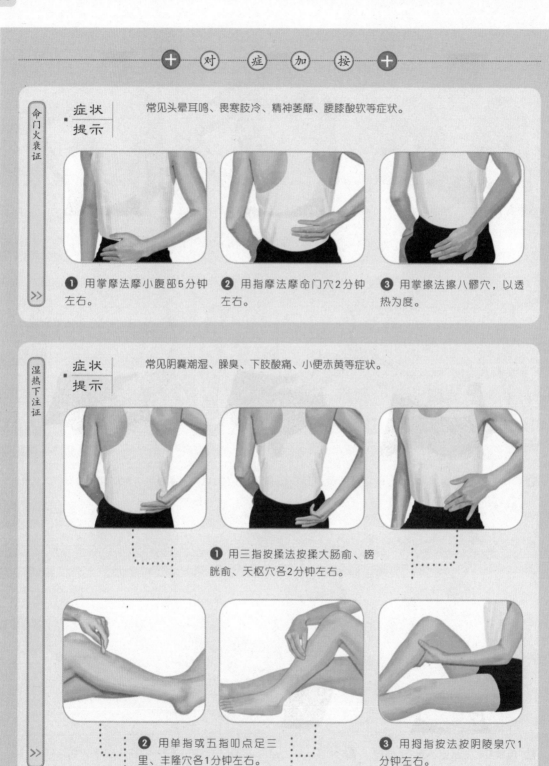

＋ 对 症 加 按 ＋

命门火衰证

■ 症状 提示

常见头晕耳鸣、畏寒肢冷、精神萎靡、腰膝酸软等症状。

❶ 用掌摩法摩小腹部5分钟左右。

❷ 用指摩法摩命门穴2分钟左右。

❸ 用掌擦法擦八髎穴，以透热为度。

湿热下注证

■ 症状 提示

常见阴囊潮湿、臊臭、下肢酸痛、小便赤黄等症状。

❶ 用三指按揉法按揉大肠俞、膀胱俞、天枢穴各2分钟左右。

❷ 用单指或五指叩点足三里、丰隆穴各1分钟左右。

❸ 用拇指按法按阴陵泉穴1分钟左右。

心脾两虚证

症状提示 常见精神不振、面色不华、夜不安寐等症状。

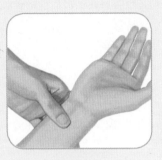

❶ 用拇指按法或揩法在内关穴处治疗1分钟左右。

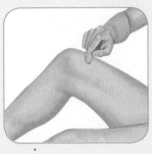

❷ 用单指叩点法或五指叩点法在血海、足三里穴处各治疗1分钟左右。

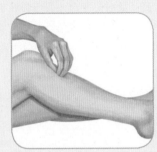

恐惧伤肾证

症状提示 常见胆怯多疑、心悸易惊、精神苦闷、寐不安宁等症状。

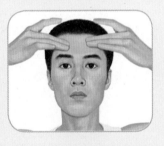

❶ 用中指分抹法或三指分抹法分抹前额部1分钟左右。

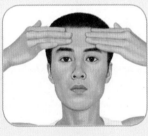

❷ 用五指拿头法拿头部2分钟左右。

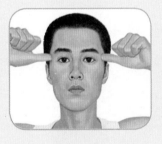

❸ 用拇指按揉法按揉太阳穴1分钟左右。

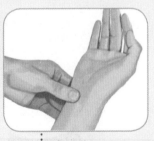

❹ 用拇指按揉法按揉神门、胆囊穴各1分钟左右。

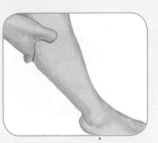

❺ 用拿法拿上肢内侧肌肉2分钟左右。

⊙ 早泄　四穴联手，远离早泄

　　早泄是指男性射精发生在阴茎进入女性阴道之前，或进入阴道中时间较短女性还未达到高潮时。早泄主要与男性射精阈值较低有关，是一种大脑皮层对射精中枢的调控障碍。一般来说，正常男性30%有早泄的症状。早泄不但降低性生活质量，还可能引起阳痿等其他性功能障碍，应当予以重视。

穴疗之道

　　◎中医认为精液的疏泄与肾、肝、心相关，因此早泄也与诸脏腑尤其是肾、心功能失调有关。穴位疗法主要通过镇静安神、活血化瘀、疏肝理气、通精固肾等手法来缓解早泄症状。中医将早泄分为阴虚火旺型和阴阳两虚型。

健康处方
● 特效穴位
○ 辅助穴位

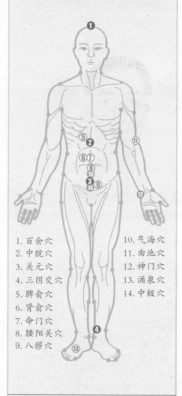

1. 百会穴
2. 中脘穴
3. 关元穴
4. 三阴交穴
5. 脾俞穴
6. 肾俞穴
7. 命门穴
8. 腰阳关穴
9. 八髎穴
10. 气海穴
11. 曲池穴
12. 神门穴
13. 涌泉穴
14. 中极穴

● ● 正面穴位
○ ○ 背面（或脚底部）穴位

特│效│穴│解│密 ▼

百 会 穴

　　早泄的发生往往与心理因素相关，而适当刺激百会穴可调节中枢神经系统，缓解紧张情绪。

中 脘 穴　关 元 穴　三 阴 交 穴

　　刺激此三穴，可培补人体元气、调理肾功能，具有很好的强精壮阳效果，能强化勃起效应，缓解早泄、阳痿等症。

穴│位│按│摩 ▼

◎ 基 本 手 法 ◎

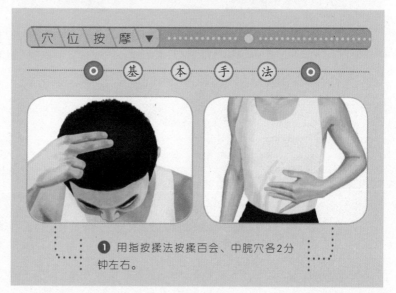

❶ 用指按揉法按揉百会、中脘穴各2分钟左右。

穴 位 按 摩 ▼

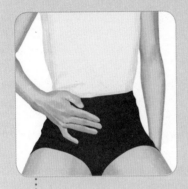

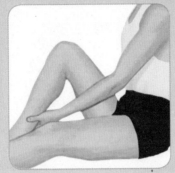

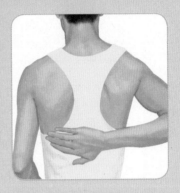

❷ 用指按揉法按揉关元、三阴交穴各2分钟左右。

❸ 用掌擦法摩擦脾俞穴1分钟左右。

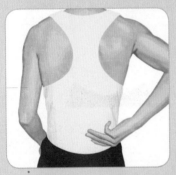

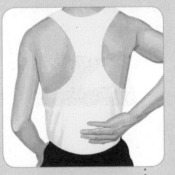

❹ 用三指按揉法按揉肾俞、命门穴各1分钟左右。

❺ 用三指按揉法按揉腰阳关穴1分钟左右。

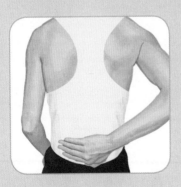

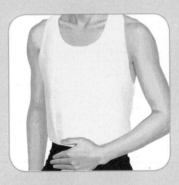

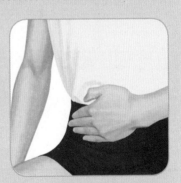

❻ 用虚掌拍法轻拍八髎穴1分钟左右。

❼ 用掌摩法摩小腹部5分钟左右。

❽ 用掌按揉法按揉气海穴3分钟左右。

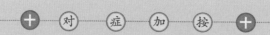

阴虚火旺证

症状提示

阴茎易举或举而不坚、临房早泄、心慌耳鸣、口燥咽干、舌质红。

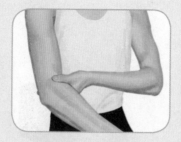

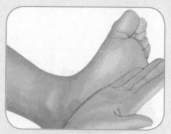

❶ 用拇指按揉法按揉曲池、神门穴各2分钟左右。

❷ 用小鱼际擦法擦涌泉穴，以透热为度。

阴阳两虚证

症状提示

身体怕凉、四肢不温、面色白而无光、气短、腰膝酸软、阳痿精稀、舌淡。

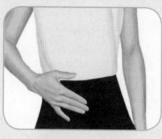

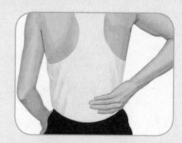

❶ 按揉中极穴2分钟左右。

❷ 用掌按揉法按揉肾俞穴2分钟左右。

穴位贴敷 ▼

取穴 涌泉穴

药方 仙茅、仙灵脾、五倍子各30克。

用法　　上药共研细末，贮瓶备用。每次取药20克，以米醋适量调和成糊状，分成2份，外敷于双足心涌泉穴，上盖敷料，胶布固定。每日换药1次，5次为1个疗程。

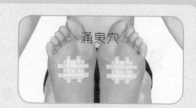
涌泉穴

→ 前列腺炎　关元、中极、命门、复溜穴是前列腺的忠实保镖

　　前列腺炎是指前列腺特异性和非特异感染所致的炎症，分为急性和慢性两种。急性者常由体内其他器官的炎症蔓延而来，目前已经不多见。慢性前列腺炎为男性青壮年的常见病，将近50%的男性在其一生中会受到该病的侵扰。慢性前列腺炎的主要症状包括尿频、尿急、尿痛、排尿不尽、排尿困难等排尿异常现象，还会伴有会阴、下腹、腰骶、睾丸等部位疼痛。此外，患者还可能会出现性欲减退、射精痛、早泄、血精等症状。

穴疗之道

◎慢性前列腺炎在中医学属于"白浊""精浊"等范畴。中医认为其排尿异常的症状主要是由于"下焦湿热""气化失调"所致，热邪下注或湿热循经上行，侵犯精室，蕴结于下焦，以致膀胱气化不利，因此治疗时当以清除下焦湿热为关键。此外，局部的疼痛症状如睾丸、小腹、会阴痛等是由气滞血瘀所引发，治疗时当以理气、活血、止痛为关键；至于性欲减退、早泄、血精等症，病因在肾虚，以补肾固精为治疗原则即可。

健康处方

● 特效穴位
○ 辅助穴位

1. 关元穴
2. 中极穴
3. 命门穴
4. 复溜穴
5. 三焦俞穴
6. 肾俞穴
7. 膀胱俞穴
8. 八髎穴
9. 中脘穴
10. 天枢穴
11. 气冲穴
12. 阴陵泉穴
13. 三阴交
14. 太溪穴
15. 太冲穴
16. 涌泉穴

●● 正面穴位
○○ 背面（或脚底部）穴位

特效穴解密 ▼

中 极 穴

　　任脉出于会阴，中极穴乃任脉与足三阴经的交会穴、膀胱经的募穴，刺激此穴可清利下焦湿热、恢复膀胱功能。此外，中极穴上方有神阙等穴，适当加以按揉对通调全身机能也有一定效果。

关 元 穴

　　该穴穴下为膀胱，适当加以刺激可对膀胱产生良性影响，增强膀胱功能，缓解由慢性前列腺炎导致的排尿异常症状。

命 门 穴

　　此穴有培补肾阳、通利腰脊的功效，适当刺激能温补肾阳，改善尿频、尿急等排尿异常症状。

复 溜 穴

　　按摩此穴，可强化肾脏功能，使人精力充沛，消除各种炎症。

穴 位 按 摩 ▼

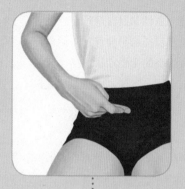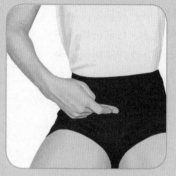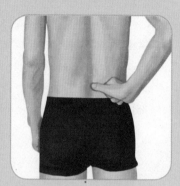

❶ 中指或拇指指腹按揉关元、中极、命门穴各2分钟左右。

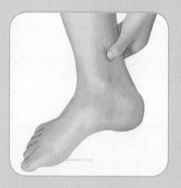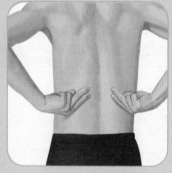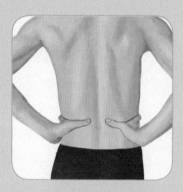

❷ 拇指按揉复溜穴2分钟左右。

❸ 双手食、中指按揉三焦俞穴2～3分钟。

❹ 双手拇指按揉肾俞穴2～3分钟。

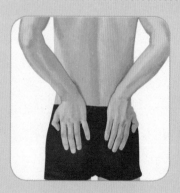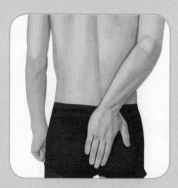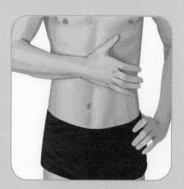

❺ 双手掌按揉膀胱俞穴2～3分钟。

❻ 掌根擦八髎穴2～3分钟。

❼ 大鱼际按揉中脘穴2～3分钟。

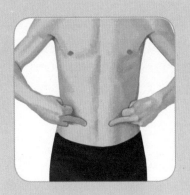

8 中指按揉天枢穴2～3分钟。

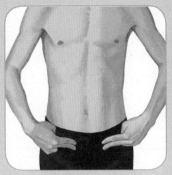

9 食、中指按揉气冲穴2～3分钟。

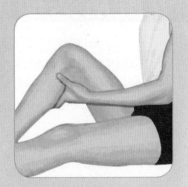

10 拇指按揉阴陵泉穴2～3分钟。

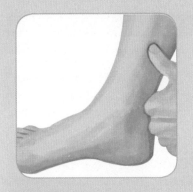

11 拇指按揉三阴交穴2～3分钟。

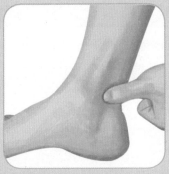

12 拇指按揉太溪穴2～3分钟。

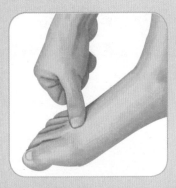

13 拇指按揉太冲穴2～3分钟。

〔 穴 | 位 | 贴 | 敷 〕▼

 取穴　涌泉穴

 药方　黄芪100克，滑石30克，琥珀、木通各15克。

 用法　　　上药共研细末，备用。用时取药末30克，以蜂蜜适量调和成膏状，敷于双足心涌泉穴，上盖敷料，胶布固定。每日换药1次，10次为1个疗程。

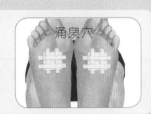

涌泉穴

→ 醉后头痛

肝俞、期门穴可解酒

醉酒会引起身体不适，如头痛等。人体吸收的脂肪是在肝脏中完成转化和代谢的，饮酒过量后酒精长时间存留在肝脏中，会对肝脏功能造成损害，导致脂肪无法正常转化和代谢，因此长期过量饮酒会导致肝脏疾病。穴位疗法一方面可缓解醉酒的不适症状，另一方面可加快酒精在体内的分解速度，减少酒精对肝脏的伤害。

穴疗之道

◎中医认为，醉后头痛是由机体平衡失调、肝肾功能紊乱、肝经气血不畅所致。刺激特定的穴位可疏肝理气、调理脾胃、补益肾脏、养心安神，缓解各种不适症状，加速酒精的分解。

健康处方
- 特效穴位
- 辅助穴位

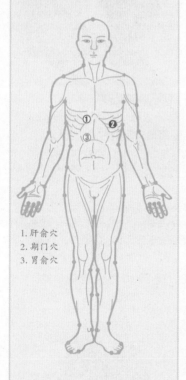

1. 肝俞穴
2. 期门穴
3. 胃俞穴

● ● 正面穴位
○ ○ 背面（或脚底部）穴位

特 效 穴 解 密 ▼

肝 俞 穴

刺激肝俞穴有活跃肝脏的作用，可促进体内残留酒精的分解，消除恶心想吐的症状。

期 门 穴

期门穴是肝经要穴，适当加以刺激有助于增强肝脏的解酒功能。

穴 位 按 摩 ▼

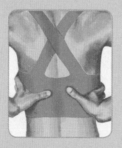

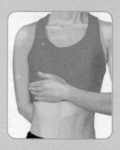

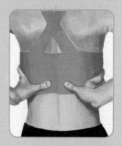

❶ 用拇指略微用力按压肝俞穴2分钟左右。

❷ 手掌横擦期门穴处1分钟左右。

❸ 拇指边揉边按压胃俞穴1分钟左右。

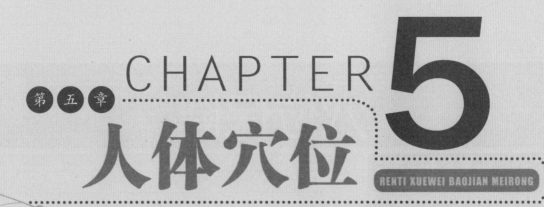

第五章

CHAPTER **5**

人体穴位

RENTI XUEWEI BAOJIAN MEIRONG

保健美容

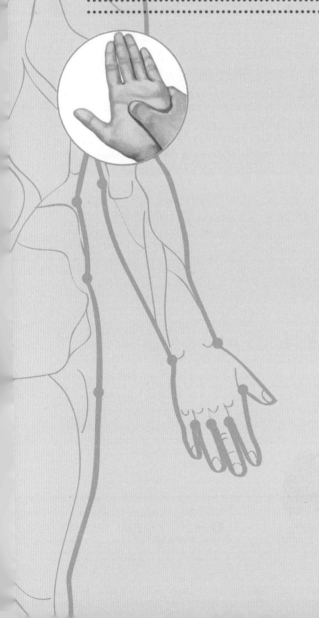

穴位保健是一种古老而神奇的中医疗法，在传统保健中占有很重要的地位。它通过对人体穴位的刺激，达到疏通经脉、调和气血以及平衡阴阳的目的。了解相关穴位后，您就可以有针对性地进行一些自我保健。

对于女性来说，穴位美容是一种简单易行的美容方法。中医讲究气血，气是维持生命不可缺少的能量，可以提高人体脏器的运转，促进新陈代谢；而血则在体内循环，为细胞不断输送氧气。穴位美容正是通过对相关部位的有效刺激来疏通气血，进而达到美容的目的。

XUEWEI BAOJIAN

穴位保健

→ 大脑疲劳　三大穴位有效醒脑提神

　　如今，繁重的工作和学习使人们不得不晚睡早起，这样睡眠相对不足，人容易感觉疲劳、犯困。据调查显示，目前我国有4%～5%的人白天受易困症状干扰，45%的车祸、50%以上的工伤都与精神疲劳和犯困有关。而据美国最新资料显示，美国因为瞌睡、疲劳每年平均造成10万起车祸和1500人死亡。经实验证明，穴位疗法可有效、便捷、迅速地醒脑提神。

穴疗之道
　　◎现代医学认为，人们易疲倦、易困的主要原因是睡眠不足和炎热等原因造成的人体血管扩张、脑部供血量减少。这与我国传统中医理论相似。中医认为睡眠不足、炎热等原因可导致脾胃虚弱，使脑部气血供应不足。因此穴位疗法当以调节脾胃功能和促进脑部血液循环为关键。

保健处方
● 特效穴位
○ 辅助穴位

1. 百会穴
2. 鱼际穴
3. 少冲穴
4. 翳风穴
5. 完骨穴
6. 涌泉穴

● ● 正面穴位
○ ○ 背面（或脚底部）穴位

特 效 穴 解 密 ▼

百 会 穴
　　刺激百会穴可活血通络，促进大脑血液循环，从而醒神明目。

鱼 际 穴
　　刺激此穴可增强脾胃功能，促进人体气血循行，避免昏沉欲睡。

少 冲 穴
　　揉捏少冲穴可减轻疲劳引起的头痛不适，有助于醒脑提神。

穴 位 按 摩 ▼

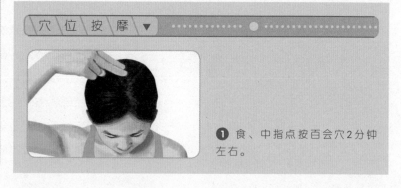

❶ 食、中指点按百会穴2分钟左右。

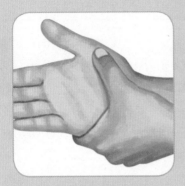

❷ 右手大拇指按压左手大拇指骨下掌面隆起的像鸡腿肉的鱼际穴区域。先按左手，再按右手，拇指按下去后轻揉每个地方，感觉痛的地方可以多揉。

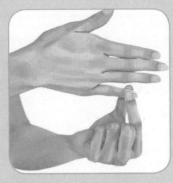

❸ 大拇指和食指轻轻夹住右手小拇指指甲两侧的凹陷处，以垂直方式轻轻揉捏少冲穴。

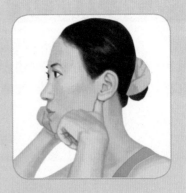

❹ 拇指点按翳风穴2分钟左右。此法不仅可以疏散风寒，还可以消除大脑疲乏状态，醒脑提神。

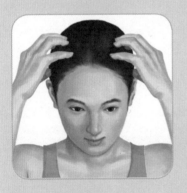

❺ 用双手指自前向后做梳理头发的动作36次。

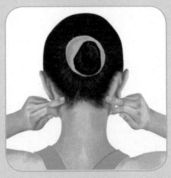

❻ 双手中指点按完骨穴2分钟左右。

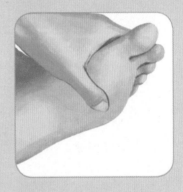

❼ 按摩足底涌泉穴，按摩的时间最好在每晚睡觉之前，每次3分钟左右，以足心发热为主。

健 康 提 示

◎最好不要用烟酒来提神。烟酒提神的主要机理是通过烟酒中某些化学物质来刺激大脑皮层，使大脑保持兴奋。长期借此提神会给身体带来危害，容易使人免疫力下降、精力分散。

◎有意识地打几个呵欠，可以补充氧气，排出二氧化碳，缓解头晕症状。用脑过度以致头昏脑涨时，做几次倒立，或作头低位（头低脚高）平躺，就能迅速改善脑部血液循环，消除大脑疲劳。

→ 视力疲劳

缓解视力疲劳离不开睛明、光明穴

视力疲劳，是指由于过度使用眼睛而产生的眼睛疲劳症状。此症好发于从事近距离精密工作者、电脑工作者或者患有近视、远视、老花眼等屈光不正及身体衰弱者。视力疲劳的主要症状为眼睛视物稍久则模糊、眼睛干涩、头昏、头痛，严重时还可出现恶心、呕吐等症状。

穴疗之道

◎在中医里，视力疲劳被称为"肝劳"。中医认为，"肝开窍于目"，肝经与眼周血液循环关系密切，补肝有助于调节眼功能，缓解各种眼部疾病。

保健处方

● 特效穴位
● 辅助穴位

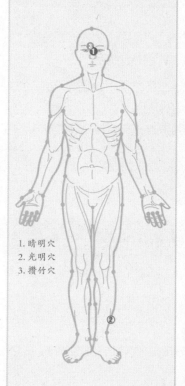

1. 睛明穴
2. 光明穴
3. 攒竹穴

●● 正面穴位
○○ 背面（或脚底部）穴位

特 效 穴 解 密 ▼

睛 明 穴

睛明穴是调理眼部疾病的一大要穴，刺激此穴可疏通经络，促进眼周血液循环，消除视力疲劳。

光 明 穴

光明穴为胆经要穴，肝胆相照，故刺激此穴可调节肝经气血，给眼睛补充养分。

穴 位 按 摩 ▼

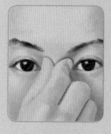

❶ 用右手拇指、食指捏揉睛明穴1分钟左右。

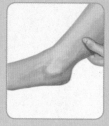

❷ 拇指或食指按揉光明穴2分钟左右。

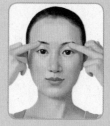

❸ 中指从内至外刮上眼眶30次。

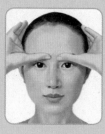

❹ 双手拇指按揉攒竹穴1分钟左右。

→ 记忆力下降

四神聪、俞府穴有效增强记忆力

记忆力是人们日常生活和学习的必备能力。它会随着年龄的增加而渐渐变差，人的身心健康和记忆力也有重要关系。此外，糖尿病、酒精中毒或压力大、抑郁、焦虑、长期睡眠不足等也会导致记忆力减退。穴位疗法对延缓和逆转记忆力衰退进程有一定的效果。

穴疗之道

◎中医认为，记忆力减退病位主要在心、脾、肾。心肾不交、脾气虚弱，以致心神失养、脑髓不足是其内在的病理基础，而瘀血阻络、蒙蔽清窍是其发病的关键。刺激特定的穴位可调节脏腑功能、疏通经络，促进气血运行，具有增强记忆、提高智力、延缓大脑衰老的作用。

保健处方
● 特效穴位
○ 辅助穴位

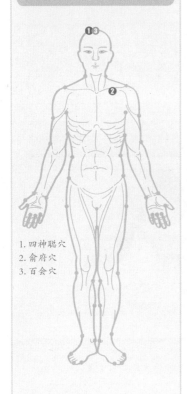

1. 四神聪穴
2. 俞府穴
3. 百会穴

●● 正面穴位
○○ 背面（或脚底部）穴位

特 效 穴 解 密 ▼

四 神 聪 穴

适当刺激四神聪穴可解除脑疲劳，预防脑功能衰退，增强记忆力。

俞 府 穴

肾主髓，而脑为髓之海，适当刺激俞府穴可有效调动肾经气血，为大脑补充养分，预防和缓解记忆力减退的现象。

穴 位 按 摩 ▼

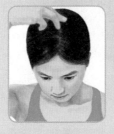

❶ 用四指按揉头部四神聪穴2分钟左右。

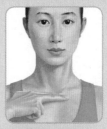

❷ 食、中指点按俞府穴1分钟左右。

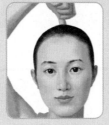

❸ 用拇指按压百会穴，力度要适中，重复2~3次，每次50下。

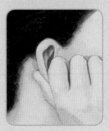

❹ 用拇指和食指从上到下轻轻地按摩整个耳朵。

→ 抑郁　肩井穴一按抑郁消

抑郁是一种以情绪低落为主要表现特征的精神状态，常常伴有紧张、焦虑、活动能力减退、认知功能迟缓以及头痛、失眠、健忘等生理机能障碍。抑郁通常与遗传、体质以及代谢异常、精神因素有关，若长期发展下去，可能会导致抑郁症。抑郁不同于抑郁症，前者经过穴位疗法、自我心理调节可迅速缓解，后者则需要用抗抑郁药物进行治疗。

穴疗之道

◎抑郁属中医"郁证"范畴，主要由情志不畅、肝气郁结，导致五脏气机不和，人体气血失调、代谢紊乱所致。其病位主要在心、肝、脾三脏。因此，消除抑郁的穴位疗法当以疏肝理气、清肝泻火、养心安神、健脾解郁为关键。

保健处方
● 特效穴位
○ 辅助穴位

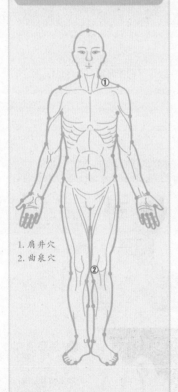

1. 肩井穴
2. 曲泉穴

● ● 正面穴位
○ ○ 背面（或脚底部）穴位

特 效 穴 解 密 ▼

肩 井 穴

按压肩井穴可促进大脑血液循环，活跃脑细胞，调动情绪，愉悦心情。如配合气功、太极拳等导引术进行调理，更可起到事半功倍的疗效。

穴 位 按 摩 ▼

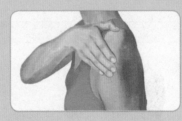
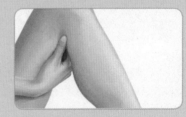

❶ 指压肩膀中央的肩井穴，一面吐气一面压6秒钟，重复20次。

❷ 点按曲泉穴1分钟左右。

健 康 提 示

◎家人的关爱对消除患者的抑郁状态非常重要。

◎保持安静的环境非常重要，尤其是当患者处于狂躁期时，不要和患者进行有敌意的谈话，不要让其参加聚会或长时间看电视、电影，以避免刺激患者，加重病情。

→ 精神压力　风池、太冲穴有效缓解精神压力

生活中，人们在工作、生活、学习等诸多方面都面临着巨大压力。这些压力如果长期得不到释放会导致人体免疫系统功能失调，引发高血压、心脏病、神经衰弱等一系列疾病，对身心健康造成极大的危害。因此，人们需要通过一定的途径及时缓解压力、调整状态。

穴疗之道

◎中医认为，压力过大与心、肝等脏腑失调，气血运行不畅有关。"心藏神"，若心失所养，则人体易气血不足、精神不安。肝主疏泄，负责维持全身气机的通畅以推动血、津液等物质的流通，人体一旦肝失疏泄，则易气郁上火，出现烦躁、头痛等症状。因此，缓解压力的穴位疗法当以养心补肝、促进全身气血循环，增强机体的抗病能力为关键。

保健处方
- ● 特效穴位
- ○ 辅助穴位

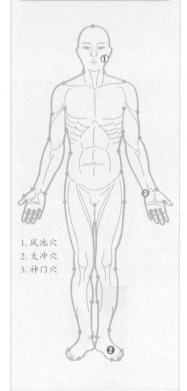

1. 风池穴
2. 太冲穴
3. 神门穴

● ● 正面穴位
○ ○ 背面（或脚底部）穴位

特 效 穴 解 密 ▼

风池穴

常常按揉风池穴能通经活络、清脑明目，对缓解精神压力很有帮助。

太冲穴

太冲穴是人体调节情绪的最好穴位之一。按压太冲穴具有疏肝解郁的作用，能有效缓解精神压力，还可辅助治疗高血压。

穴 位 按 摩 ▼

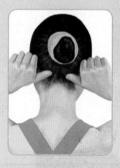 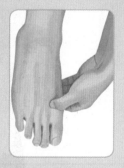 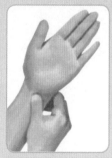

❶ 双手拇指按住风池穴，用力按压3分钟左右，至有发热感止。

❷ 拇指揉捻太冲穴2分钟左右，以有酸胀感为宜。

❸ 拇指点按神门穴2分钟左右。

→ 性功能减退

寻找三个"性福"大穴

各种疾病或药物因素、精神因素、年龄因素等均可导致性功能减退。性功能减退不仅容易使夫妇生活破裂，也容易导致阳痿、早泄等性功能障碍性疾病，甚至还会使人对工作、生活失去信心。因此，保持充沛的精力、提高性能力十分重要。

穴疗之道

◎中医认为，肾藏精，主生长、发育、生殖，为生命活动之根本，也是脏腑机能活动的原动力，是人体的"先天之本"。肾气亏耗、藏精不足，会引发性功能减退。因此，增强性功能的穴位疗法当以滋阴补肾、固本培元为原则。

保健处方

● 特效穴位
● 辅助穴位

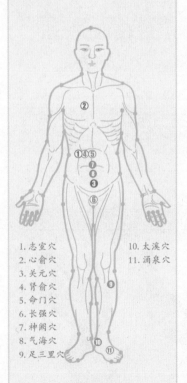

1. 志室穴
2. 心俞穴
3. 关元穴
4. 肾俞穴
5. 命门穴
6. 长强穴
7. 神阙穴
8. 气海穴
9. 足三里穴
10. 太溪穴
11. 涌泉穴

● ● 正面穴位
○ ○ 背面（或脚底部）穴位

＼特 效 穴 解 密＼▼

志 室 穴

志室穴具有活跃肾脏机能的作用，按摩此穴，可调节性激素分泌，增强性功能。

心 俞 穴

刺激心俞穴可提高心脏机能，进而输送营养至全身，增强精力。

关 元 穴

刺激关元穴能够促进荷尔蒙分泌，防止精力减退，充实机体"能源"。

＼穴 位 按 摩＼▼

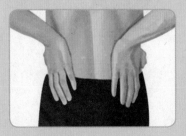

❶ 按摩志室穴5～10分钟，每日两次。

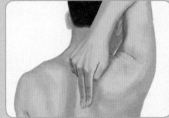

❷ 按摩心俞穴5～10分钟，每日两次。

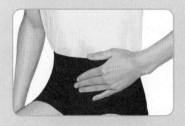

❸ 按摩关元穴5～10分钟，每日两次。

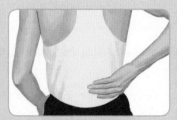

❹ 两手搓热后用手掌推擦肾俞穴2～3分钟，两侧交替进行。

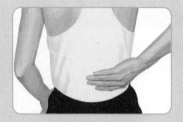

❺ 用指摩法摩命门穴1～3分钟，以感觉压痛为宜。

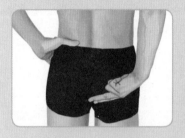

❻ 食指和中指按揉长强穴2分钟左右。

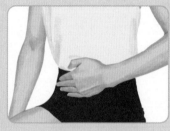

❼ 掌揉神阙穴5～10分钟，每日两次。

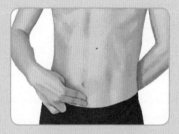

❽ 先深吸一口气，然后一边手抵气海穴徐徐压下，一边慢慢吐气。如此不断重复。

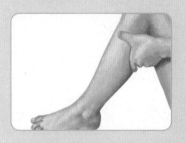

❾ 拇指按揉足三里穴1～3分钟，以感觉酸胀为宜。

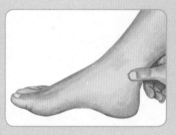

❿ 拇指按揉太溪穴1～3分钟，以按摩部有热感为宜。

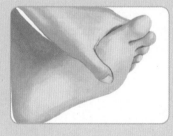

⓫ 拇指按涌泉穴3～5分钟，以感觉足心发热为宜。

健
康
提
示

多运动对改善性功能减退有明显效果，原因分别如下：

◎运动可减轻压力，使人精神放松，充分表现热情。

◎对于男性来说，运动可增加睾丸素水平，而睾丸素是促进性欲的激素。

◎运动能使体内产生内啡呔，这种物质有助于消除忧郁，改善情绪，增进性兴奋，激发性欲。

→ 贫血　天枢、悬钟穴，有效改善贫血

贫血是指在一定容积的循环血液内红细胞计数、血红蛋白量以及红细胞压积均低于正常标准的情况。贫血者容易出现四肢软弱无力、食欲不振、皮肤苍白、头昏、耳鸣、记忆力减退、活动后气急等症状。儿童倘若患贫血症，不仅生长发育缓慢、抵抗力差，智力也会下降；孕妇患贫血，不仅影响自身的健康，还可能造成新生儿先天缺铁性贫血；老人贫血者则易骨质脆弱，消化吸收能力差。

穴疗之道

◎现代医学认为，机体缺乏造血原料、造血器官发生功能障碍或慢性失血是造成贫血的主要原因。中医认为，脾胃运化功能较弱者，饮食中的水谷精微无法运化，气血津液不能化生，于是便容易形成贫血。此外，脾胃消化吸收功能弱也是导致贫血的原因之一。因此，治疗贫血的穴位疗法当以健脾和胃、益气养血为主要目的。

保健处方　● 特效穴位　● 辅助穴位

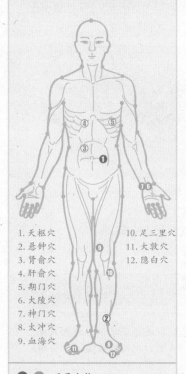

1. 天枢穴
2. 悬钟穴
3. 肾俞穴
4. 肝俞穴
5. 期门穴
6. 大陵穴
7. 神门穴
8. 太冲穴
9. 血海穴
10. 足三里穴
11. 大敦穴
12. 隐白穴

● ● 正面穴位
○ ○ 背面（或脚底部）穴位

特|效|穴|解|密 ▼

天 枢 穴

天枢穴属足阳明胃经，适当刺激可起到健脾养胃之功效。

悬 钟 穴

悬钟穴是八会穴之"髓会"，经现代研究表明，适当刺激悬钟穴对红细胞的生成有促进作用，可有效改善人体贫血现象。

穴|位|按|摩 ▼

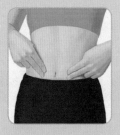

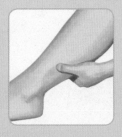

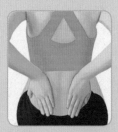

❶ 双手食指、中指点按左右天枢穴2分钟左右。

❷ 拇指点按悬钟穴1分钟左右。

❸ 轻缓柔和地掌压肾俞穴，无具体时间限制。

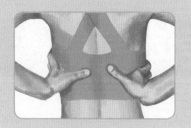

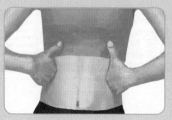

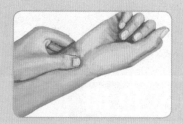

④ 双拇指点按肝俞穴3分钟左右，以感觉压痛为宜。

⑤ 以双手拇指端置于两肋部期门穴处按压1分钟左右，力度不可过大。

⑥ 用拇指推揉大陵穴3～5分钟，力度要大。

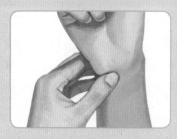

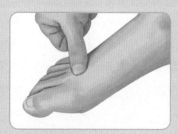

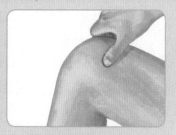

⑦ 用拇指推揉神门穴3～5分钟，力度要大。

⑧ 拇指按揉太冲穴1分钟左右，力度可稍大。

⑨ 拇指按揉血海穴1分钟左右，以局部有酸胀感为宜。

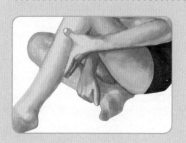

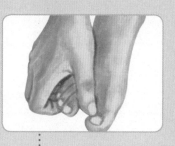

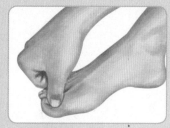

⑩ 拇指点按足三里穴1分钟左右，以按压部位有胀痛感为宜。

⑪ 用拇指按揉大敦、隐白两穴各1分钟左右。

健
康
提
示

以下食物有利于改善贫血症状。

◎富含优质蛋白质的食物，如蛋类、乳类、鱼类、瘦肉类、虾及豆类等。

◎富含铁的食物，如鸡肝、瘦肉、黑芝麻、黑木耳、蘑菇、芹菜、红糖等。缺铁性贫血是较常见的贫血类型。

◎富含维生素C的食物，如橘子、山楂、西红柿、青笋等。维生素C有参与造血、促进铁吸收的功能。

XUEWEI MEIRONG MEITI

穴位美容美体

→ 色斑　太冲、合谷、血海穴有效祛色斑

色斑包括黑斑和黄褐斑。在现代社会中，色斑几乎是二十八岁以上的女性脸上永远的"痛"。一旦出现色斑，脸部肌肤清纯、洁净的美感就会消失。而色斑不仅是肌肤上的瑕疵，更是身体不健康的征兆。身体健康的人，即使在年老后也不容易出现色斑。因此，调养身体、保护健康，才是防治色斑的根本之道。

穴疗之道

◎中医认为，脸上斑块，体内瘀块，有斑必有瘀，治斑不离血。也就是说，人体内部气血运行不畅便会瘀血内停，使肌肤中的黑色素无法随人体的正常新陈代谢排出去，导致色斑。刺激特定的穴位可活血散瘀，促进新陈代谢，加速体内废物的排出，从而消除色斑。

美容处方
- ● 特效穴位
- ○ 辅助穴位

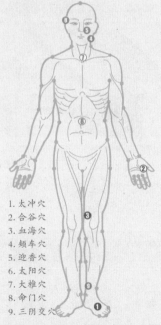

1. 太冲穴
2. 合谷穴
3. 血海穴
4. 颊车穴
5. 迎香穴
6. 太阳穴
7. 大椎穴
8. 命门穴
9. 三阴交穴

● ● 正面穴位
○ ○ 背面（或脚底部）穴位

特 效 穴 解 密 ▼

太 冲 穴　合 谷 穴　血 海 穴

此三穴是人体自带的祛斑"法宝"，加以刺激，可有效抑制黑色素的沉淀，提亮肤色，淡斑美容。

穴 位 按 摩 ▼

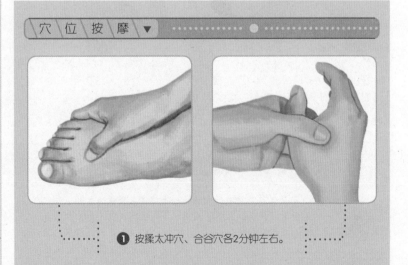

❶ 按揉太冲穴、合谷穴各2分钟左右。

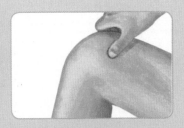

② 用两手拇指按摩双膝内侧的血海穴2分钟左右。

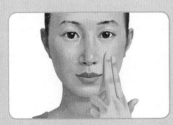

③ 按揉脸上色斑处2分钟左右。

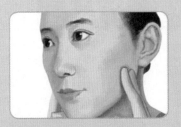

④ 用第二、三指的螺纹面自颊车穴开始按摩，经迎香穴到太阳穴再回到颊车穴，往返10次。

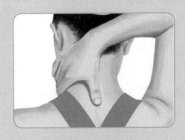

⑤ 由上而下推擦脊背中线5遍，在大椎穴、命门穴处稍用力按揉。

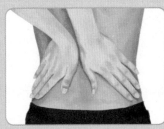

⑥ 以脊柱为中线，用手掌从上往下推10遍以上。

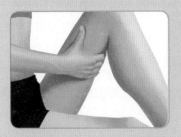

⑦ 沿着足厥阴肝经，由上而下地用手掌柔和地按摩下肢。

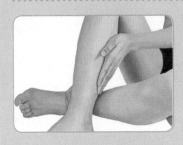

⑧ 沿足少阴肾经，用手掌或毛刷由上而下轻微地摩擦下肢。

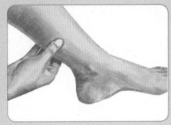

⑨ 用拇指指端按揉三阴交穴2分钟左右。

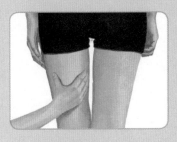

⑩ 由上而下按摩左右下肢的足太阳膀胱经5遍。

美丽提示

◎每日早晚洗完脸后，将鲜胡萝卜汁涂抹在色斑处，待干后洗净，此法可有效祛斑。

◎将柠檬搅成汁，加糖水适量饮用，可美白肌肤，使黑色素消退，达到祛斑作用。

◎常吃西红柿，西红柿中的谷胱甘肽可抑制黑色素生成，防止雀斑的产生。

◎洗脸时，在水中加1汤匙食醋，有减轻色素沉着的作用。

→ 青春痘 降伏青春痘的"四大天王"

青春痘，也称痤疮、粉刺、暗疮，是一种发生于毛囊皮脂腺的慢性皮肤病，多发于头面部、颈部、前胸后背等皮脂腺丰富的部位。由于青春痘多发于青春期的少男少女，故得此名。青春痘的主要临床表现为黑头粉刺、白头粉刺、炎性丘疹、脓疱、结节、囊肿等。青春痘不及时治疗，会形成色素沉着和轻度凹陷的疤痕，严重的甚至会毁容。据调查显示，我国85%的青少年在不同程度上受到青春痘的困扰，约20%的女性和3%的男性一直到40多岁还在寻找祛除青春痘的方法。

穴疗之道

◎青春痘主要是由于内分泌失调，体内雄性激素过多，导致皮脂分泌增多所致，属中医"面疮""酒刺"范畴。中医认为，常出现青春痘的面鼻及胸背部属肺，肺经风热阻于肌肤是导致青春痘的主要原因。而喜吃肥甘、油腻、辛辣的食物，使脾胃蕴热，湿热内生，熏蒸于面及颈胸背部，也是形成青春痘的重要原因。刺激特定的穴位可宣肺、散风、清热解毒，不但可消除皮肤表面的炎症现象，还可平衡雄性激素的分泌，抑制皮脂的过度分泌，达到彻底清除青春痘的目的。

美容处方
● 特效穴位
● 辅助穴位

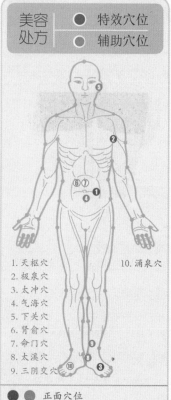

1.天枢穴　　　10.涌泉穴
2.极泉穴
3.太冲穴
4.气海穴
5.下关穴
6.肾俞穴
7.命门穴
8.太溪穴
9.三阴交穴

● ● 正面穴位
○ ○ 背面（或脚底部）穴位

特 效 穴 解 密 ▼

天 枢 穴 极 泉 穴

适度按压这两穴有助于改善机体的微循环，增加面部皮肤的营养，不但能治疗青春痘，还能促进皮肤创面的愈合和痘印的消退。

太 冲 穴 气 海 穴

刺激此二穴有缓和情绪的作用，可抑制额头两边青春痘的生长。

穴 位 按 摩 ▼

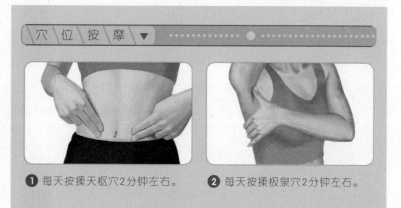

❶ 每天按揉天枢穴2分钟左右。　❷ 每天按揉极泉穴2分钟左右。

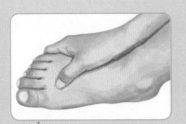 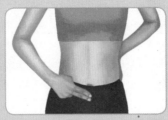 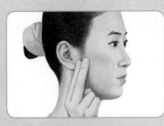

❸ 坚持每日揉捏太冲穴、指压
气海穴各120次。

❹ 按揉下关穴2分钟左右。

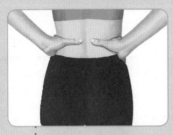 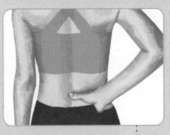

❺ 按揉肾俞穴、命门穴各1分钟
左右，均以酸胀为度。

❻ 揉太溪穴1分钟左右。

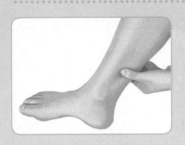 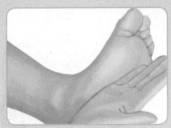 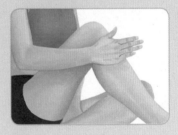

❼ 揉三阴交穴1分钟左右。

❽ 擦拭涌泉穴，至热为佳。

❾ 自下而上沿足阳明胃经的循
行线擦拭左右下肢。

美
丽
提
示

◎每天在早晚洗脸两次的基础上，增加一
次中午洗脸，及时清除脸上的油脂。

◎保证充足的睡眠，饮食起居要正常。

◎避免情绪紧张，保持心情愉快。

◎不用含皂化成分的洗脸剂。皂化成分会
破坏皮肤的酸性保护膜，从而引起痤疮。

→ 黑头 足三里穴将黑头从脸上抹去

黑头又称黑头粉刺，是硬化油脂阻塞物，通常出现在额头、鼻了等部位。其特征为明显扩大的毛孔中的黑点，挤出后形如小虫，顶端发黑。黑头粉刺常见于青春发育期的青少年。

穴疗之道

◎中医学素有"脾热病者，鼻先赤"的说法，认为鼻头的问题应该找脾胃。在中医看来，黑头多由过食肥甘厚味以至脾胃湿热内蕴上蒸，或肺经蕴热，或思虑过度、气血蕴结化热，凝滞于面部而成。因此黑头粉刺的穴位疗法多以清肺热、祛火毒、清化湿热、凉血活血、疏肝解郁、健脾运湿为主。

美容处方

● 特效穴位
○ 辅助穴位

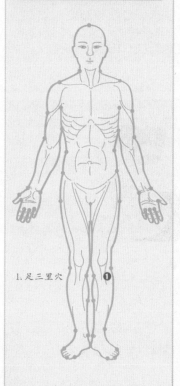

1. 足三里穴 ❶

● ● 正面穴位
○ ○ 背面（或脚底部）穴位

特 效 穴 解 密 ▼

足 三 里 穴

此穴是除脾湿的最好穴位，经常加以刺激，可有效抑制体内毒素的残留，减少体内造成黑头的垃圾物质的产生。

穴 位 按 摩 ▼

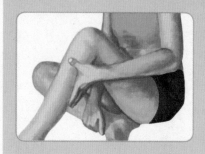

每天按揉双腿的足三里穴3~5分钟。

美丽提示

◎使用鼻贴清除黑头。鼻贴表面附有水溶性粘胶，可以通过粘力将黑头除去。这种方法对深层的黑头无能为力，有时清洁后的鼻部表层依然可见没有除净的黑头。

◎可以利用吸管吸除黑头，但反复使用易使毛孔变粗，对肌肉组织的弹性也有一定影响。

→ 肤色晦暗

常按足三里、三阴交穴，让皮肤白里透红

　　现代社会人们每日面对电脑，在长期的电脑辐射下，脸部皮肤难免会变得干燥、暗黄。此外，巨大的工作压力和吸烟、饮酒等不良的生活习惯也会造成面部血管收缩，使皮肤因长期缺氧而变晦暗。化妆品只能遮瑕，无法从根本上改变肤色，想要拥有好肤色还得从调理人体内部开始。

穴疗之道

◎中医认为"面色是五脏之镜"。女性面色暗黄，看起来没有光泽，是由于胃腹寒凉、脾肾虚衰、气血不足、血液循环不畅、体内毒素积存所致。刺激调节脏腑的穴位，可改善内脏的异常现象。而点按脸部穴位，则可加速脸部血液循环，活跃脸部皮肤的血管和神经，提高肌肤老化角质的代谢速度，给肌肤补充养分，使肌肤恢复光泽和弹性。

美容处方

● 特效穴位
○ 辅助穴位

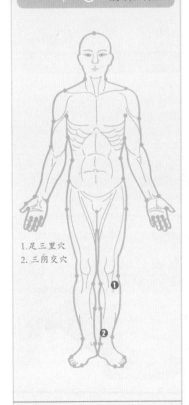

1.足三里穴
2.三阴交穴

●　●　正面穴位
○　○　背面（或脚底部）穴位

特 效 穴 解 密 ▼

足 三 里 穴

　　足三里穴是人体胃经上的保健大穴，经常按揉此穴，有助于提高脾胃功能，补充体内能源，让皮肤白里透红。

三 阴 交 穴

　　由于足三阴经的气血交会于此穴，故按揉此穴可有效调节人体消化、泌尿和生殖系统功能，保证体内气血循行顺畅，改善气色。

穴 位 按 摩 ▼

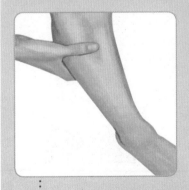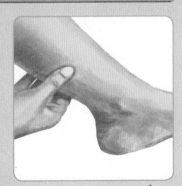

　　坚持每天按揉足三里、三阴交穴各3~5分钟，即可拥有好肤色、好气色。

→ 眼袋　水分、足三里穴，让眼袋渐消

眼袋就是下眼睑皮肤松垂、萎缩，眼下的结缔组织发生水肿而形成的水袋状结构，常见于40岁以上的中老年人，是人体衰老的象征。一般来说，成年人尤其是女性，如果长期处于疲倦状态、生活习惯不合理，在25～30岁之间就会开始出现眼袋。有眼袋的人常常给人一种疲惫和苍老的感觉，而且眼袋一旦出现想要去除就不是一件容易的事，因此它向来是爱美女性的天敌。

穴疗之道

◎从表面上看，眼袋的出现是由于眼部血液循环不畅，淋巴循环出现障碍，毛细血管、淋巴管的通透性变大，大量血浆、淋巴液进入组织间隙所致。然而总体说来，这些都与脾胃功能有着密切联系，脾胃功能的好坏，直接影响着人体的营养输送和水分代谢。脾、胃、三焦功能失常，导致人体水液调节失常，是致使眼部水肿、出现眼袋的重要原因。刺激特定穴位，可调节脏腑功能，促进血液、淋巴循环和水分代谢，从而有效去除眼袋。

美容处方
- ● 特效穴位
- ● 辅助穴位

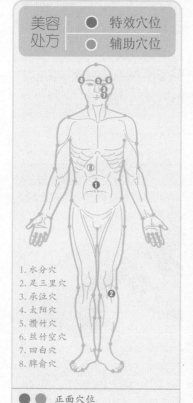

1. 水分穴
2. 足三里穴
3. 承泣穴
4. 太阳穴
5. 攒竹穴
6. 丝竹空穴
7. 四白穴
8. 脾俞穴

●● 正面穴位
○○ 背面（或脚底部）穴位

特 | 效 | 穴 | 解 | 密 ▼

水 分 穴
刺激此穴有助于排出体内多余水分，有效消除眼袋。

足 三 里 穴
此穴乃足阳明胃经要穴，刺激此穴可改善脾胃功能，消除眼部水肿。

穴 | 位 | 按 | 摩 ▼

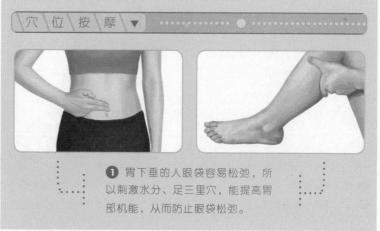

❶ 胃下垂的人眼袋容易松弛，所以刺激水分、足三里穴，能提高胃部机能，从而防止眼袋松弛。

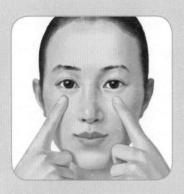

❷ 双手食指按揉承泣穴3～5分钟。

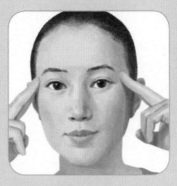

❸ 用中指按住太阳穴轻轻向脸部中央推揉。

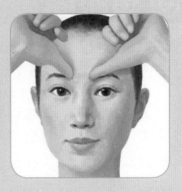

❹ 按住攒竹穴，轻轻按摩3～5分钟。

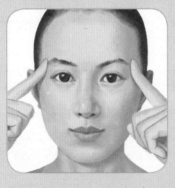

❺ 用中指或食指慢慢地推揉丝竹空穴3～5分钟。

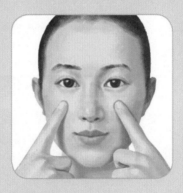

❻ 食指点按四白穴2分钟左右。

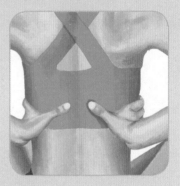

❼ 拇指揉按脾俞穴1分钟左右，以感觉酸胀为宜。

美
丽
提
示

防眼袋

◎长期面对电脑的人，应经常眨眼或在电脑旁放一杯开水，以使眼部保持湿润。这些方法对防止眼球过分干燥和眼袋滋生都有很好效果。

◎用电脑超过一小时要休息10分钟，可向远处眺望一会儿，也可以把双手搓热压在眼睛上，这样不仅可防止眼袋产生，还可有效改善眼疲劳。

祛眼袋

◎用冰垫或冰冻过的毛巾敷在眼睛上，可以让眼睛周围的血管收缩，促进眼周肌肤消肿，使眼袋缩小或消除。

◎把切成片的黄瓜敷在眼袋上，可镇静肌肤，祛除眼袋。需要注意的是，敷完黄瓜后眼周的皮肤干净细薄，容易晒伤，因此要避免被阳光直射。

➔ 黑眼圈　肝俞、肾俞、膈俞穴，有效去除黑眼圈

黑眼圈虽然不是病，但却是许多人心头挥之不去的梦魇，尤其是爱美的女性。眼眶周围的一圈黑色，不仅使她们原来靓丽的容颜失去了神采，而且还会让她们看起来显得疲惫和苍老。造成黑眼圈的因素主要有两个：一个是血管型黑眼圈，缘于生活作息不正常；另一个是色素型黑眼圈，缘于长期日晒。除上述两种原因外，遗传、吸烟、饮酒、情绪低沉、思虑过度、熬夜导致的睡眠不足等，也是引起黑眼圈的原因。常常按摩人体某些穴位，对消除黑眼圈非常有效。

穴疗之道

◎黑眼圈的形成大多是由于眼周局部微循环障碍所致。眼周皮肤中缺乏淋巴系统，毛细血管又非常细弱，因此眼周的血液和淋巴循环很容易运行不畅，导致黑眼圈的出现。中医认为，经络不通、脾胃失调、肝肾不足、气血不行无法荣养眼睛，才会致使黑眼圈的出现。目前，中西医都认为，刺激特定穴位可调理脏腑，促进血液、淋巴循环和新陈代谢，有效改善黑眼圈现象。

美容处方
- ● 特效穴位
- ○ 辅助穴位

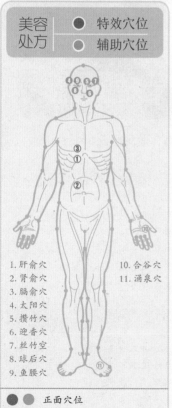

1. 肝俞穴
2. 肾俞穴
3. 膈俞穴
4. 太阳穴
5. 攒竹穴
6. 迎香穴
7. 丝竹空
8. 球后穴
9. 鱼腰穴
10. 合谷穴
11. 涌泉穴

● ● 正面穴位
○ ○ 背面（或脚底部）穴位

特 效 穴 解 密 ▼ ·············●·············

肝 俞 穴　肾 俞 穴　膈 俞 穴

常常按揉肝俞、肾俞穴能滋补肝肾，使肝血充足荣养眼睛，对缓解眼疲劳、消除黑眼圈有特效。此外，膈俞穴为"血会"，是调阴血的要穴，也能补充肝血，滋润眼部。

穴 位 按 摩 ▼ ·············●·············

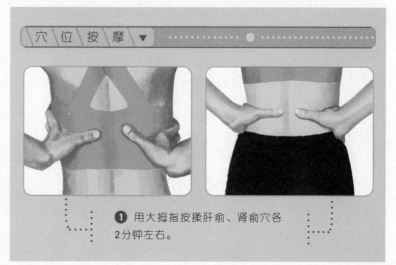

❶ 用大拇指按揉肝俞、肾俞穴各2分钟左右。

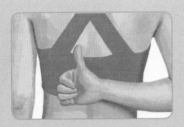

❷ 用大拇指按揉膈俞穴2分钟左右。

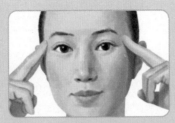

❸ 用中指按住太阳穴推揉约2
分钟。

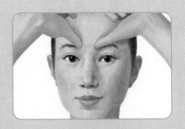

❹ 按住两边的攒竹穴，将两个
穴位向中间推。

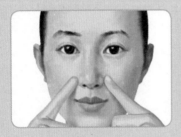

❺ 用食指按揉迎香穴1分钟左右。

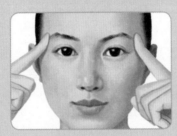

❻ 用食指轻轻地向内侧推揉丝
竹空穴约1分钟。

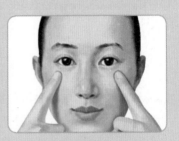

❼ 用食指指腹轻轻按住球后穴，
向上施力按揉约1分钟。

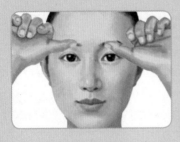

❽ 将大拇指指腹垂直放在鱼腰
穴处轻轻按摩约3分钟。

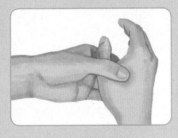

❾ 用拇指按压合谷穴1分钟左右。

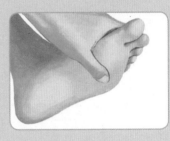

❿ 用大拇指按压涌泉穴3分钟左
右，每天2~3次。

美
丽
提
示

◎保持充足的睡眠及正确的仰卧睡姿。

◎及时治疗慢性疾病，加强营养，适当
补充维生素C、维生素A和维生素E。

◎改正不良的饮食习惯，避免摄入过咸和
刺激性过大的食物，忌过度抽烟及喝酒。

◎卸眼妆一定要用眼部专用的液状乳液清
除，不要让化妆品的色素渗透到眼部皮下。

→ 鱼尾纹 祛除眼角皱纹，从瞳子髎穴按起

随着年龄的增长，人眼周皮肤的代谢能力逐渐降低，皮下纤维组织日渐老化、变硬，皮肤的弹力和张力均变差，久之眼周就会出现皱纹。出现在目外眦外侧、太阳穴附近的皱纹就是鱼尾纹。黄种人眼窝浅、眼皮容易肿胀，眼周更容易产生小皱纹。虽然说眼周皱纹只是皮肤老化的标志，对人体健康没有影响，但是它严重影响了眼部美观，使人的魅力大打折扣。

穴疗之道

◎皮肤由气血滋养，脾胃是气血生化之源，一旦脾胃虚弱，无法很好地发挥功用，皮肤则会因失养而出现皱纹。鱼尾纹出现在足阳明胃经的循行处也证明了这一点。此外，"肺主皮毛"，鱼尾纹的出现与肺脏功能的衰退也有一定关系。刺激特定的穴位，可促进皮肤的新陈代谢，增强脏腑功能，补益气血，延缓眼周皱纹的出现，甚至消除细小皱纹。

美容处方
- ● 特效穴位
- ● 辅助穴位

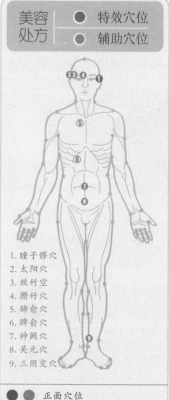

1. 瞳子髎穴
2. 太阳穴
3. 丝竹空
4. 攒竹穴
5. 肺俞穴
6. 脾俞穴
7. 神阙穴
8. 关元穴
9. 三阴交穴

● ● 正面穴位
○ ○ 背面（或脚底部）穴位

特|效|穴|解|密 ▼ ●●●●●●●●●●●●●○●●●

瞳 子 髎 穴

瞳子髎穴乃手太阳小肠经、手少阳三焦经、足少阳胆经的交会穴。常按揉瞳子髎穴不但可调理肠胃，还可清热除湿，排出体内代谢产物，达到排毒养颜、消除眼角皱纹的功效。

穴|位|按|摩 ▼ ●●●●●●●●●●●●○●●●●

❶ 双手食指点按左右瞳子髎穴2分钟左右。

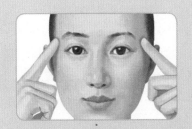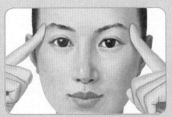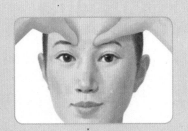

❷ 双手食指或拇指按揉太阳、丝竹空、攒竹穴各2分钟左右。

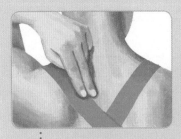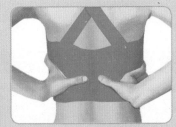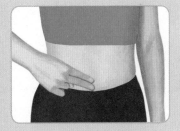

❸ 每日坚持按揉肺俞、脾俞穴各2分钟左右。

❹ 食指、中指点按神阙穴2分钟左右。

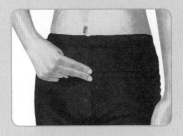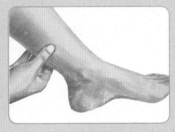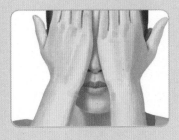

❺ 食指、中指点按关元穴2分钟左右。

❻ 每日坚持按揉三阴交穴2分钟左右。

❼ 将双手搓热，闭眼，用搓热的手掌轻压眼睛6次。

美丽提示

◎眼部皮肤十分纤薄，一般应选用不含油脂而含维生素E的修护品。干燥季节女性早晚要护理眼部，早晨可选用柔和的啫喱眼部凝露，晚上应使用有滋养成分的眼部精华液和眼霜。

◎工作时，可每隔1～2小时将眼睛轻闭休息5分钟。

◎经常食用猪蹄、猪皮、猪肘、鸡皮、鱼头、鱼鳞汤等富含胶原蛋白的食物。

→ 双下巴　四大穴位减掉"双下巴"

　　"双下巴"在医学上被称为下颌脂肪袋，常常伴随肥胖症一起出现，是下颌脂肪组织堆积过多以及皮肤老化的结果。双下巴的情况多见于中老年人尤其是中年女性，也常见于较肥胖的人。双下巴使人看起来颈部臃肿粗短，失去了原本的线条美和曲线美，自然有损亮丽容颜。

穴疗之道

　　◎脾胃失调无法化生气血，使膏脂输化不利以痰致浊，痰浊阻塞经络影响体内水分代谢，导致下巴脂肪堆积、皮肤松弛老化，从而出现双下巴。刺激特定的穴位，可调节肠胃和肝脾功能，增进人体新陈代谢，促进脂肪的分解和消耗，消除脸部水肿，减掉恼人的双下巴。

美容处方

● 特效穴位
● 辅助穴位

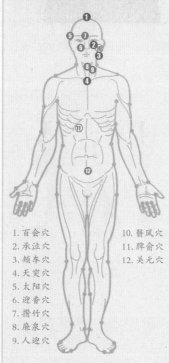

1. 百会穴
2. 承泣穴
3. 颊车穴
4. 天突穴
5. 太阳穴
6. 迎香穴
7. 攒竹穴
8. 廉泉穴
9. 人迎穴
10. 翳风穴
11. 脾俞穴
12. 关元穴

●● 正面穴位
○○ 背面（或脚底部）穴位

＼特＼效＼穴＼解＼密＼▼

百会穴

适当刺激百会穴可以起到安定精神、预防饮食过量的作用。

承泣穴

刺激承泣穴能提高胃部机能，防止下巴肌肉松弛。

颊车穴

刺激颊车穴可消除因摄取过多糖分造成的肥胖。

天突穴

刺激天突穴能促进新陈代谢，祛除脸部多余水分，消除双下巴。

＼穴＼位＼按＼摩＼▼

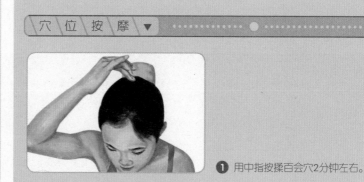

❶ 用中指按揉百会穴2分钟左右。

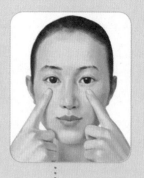 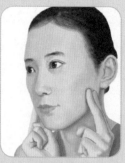 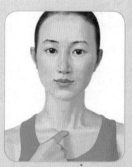 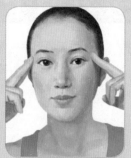

❷ 按揉承泣、颊车、天突穴各2分钟左右。

❸ 用中指或拇指压按太阳穴，每日至少2次，每次3分钟左右。

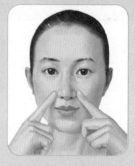 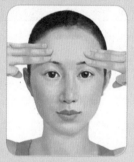 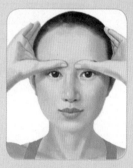 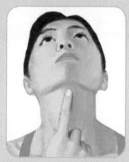

❹ 用食指按压迎香穴，每日至少2次，每次3分钟左右。

❺ 用食指、中指、无名指轻轻横向按摩额头，做10个来回。

❻ 用拇指按揉攒竹穴。

❼ 食指按揉廉泉穴2分钟左右。

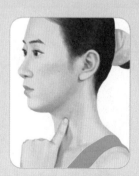 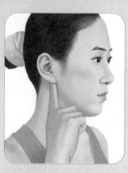 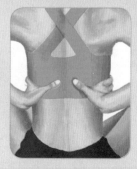 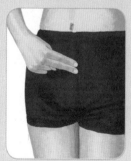

❽ 食指按揉人迎穴1分钟左右。

❾ 食指点按翳风穴2分钟左右。

❿ 双手拇指点按左右脾俞穴2分钟左右。

⓫ 食指、中指点按下腹部关元穴2分钟左右。

→ 发质干枯　阳池、太溪、涌泉穴，黑亮秀发

先天的干枯发质，以及长期睡眠不足、过度疲劳、染发、烫发、环境污染等众多因素，使得现代人的发质越来越差，甚至出现过早白发的现象。其实，要想改善干枯的发质，获得健康且光泽亮丽的头发，除了使用适当的护发品之外，更要注重对人体生理功能的调节。

穴疗之道

◎中医认为，"肾其华在发"，也就是说，头发的好坏和肾脏功能密切相关。按摩相关的穴位，可调节肾脏功能，促进肾经的气血循行，快速改善头皮血液循环，促进人体新陈代谢，活化头皮细胞，使发根得到充足的养分，从而改善发质干枯的现象。

美容处方　● 特效穴位　○ 辅助穴位

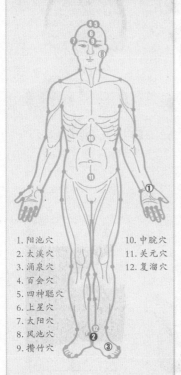

1. 阳池穴
2. 太溪穴
3. 涌泉穴
4. 百会穴
5. 四神聪穴
6. 上星穴
7. 太阳穴
8. 风池穴
9. 攒竹穴
10. 中脘穴
11. 关元穴
12. 复溜穴

● ● 正面穴位
○ ○ 背面（或脚底部）穴位

特效穴解密 ▼

阳池穴

适当刺激阳池穴可使肾功能恢复正常，调节头脂、汗腺的分泌，改善发质干枯现象。

太溪穴 涌泉穴

太溪、涌泉穴乃肾经要穴，适当加以刺激可加强肾脏功能，促进人体血液循环，让头皮毛囊获得充分营养。

穴位按摩 ▼

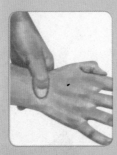 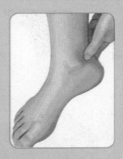 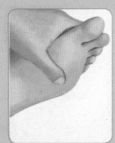

❶ 用手指轻按阳池穴3分钟左右。

❷ 用拇指轻轻按揉太溪穴2分钟左右。

❸ 按摩双脚涌泉穴1分钟左右。

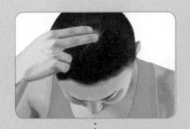 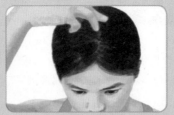 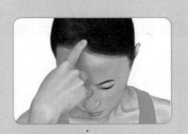

❹ 点按百会、四神聪、上星穴各1分钟左右，以感觉酸胀为宜。

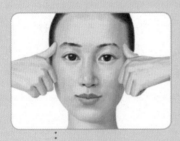 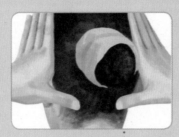 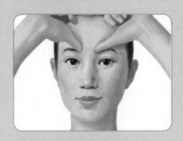

❺ 拇指点按太阳、风池穴各1分钟左右，以酸胀为度。

❻ 两手拇指用力向下点按两侧攒竹穴1分钟左右。

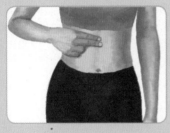 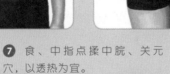 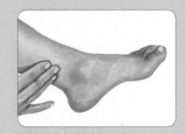

❼ 食、中指点揉中脘、关元穴，以透热为宜。

❽ 三指推复溜穴1分钟左右。

◎正确地洗护头发：洗发前，先梳理头发一次，以除去表面的污垢、解开缠结，然后用温水冲净。护发素只应涂抹在发丝末端和发茎的位置，如涂在发根，头发会很快变得油腻。

◎洗发后，将一羹匙米醋注入600毫升的温水中，再将头发浸入。2分钟后，把头发用清水漂净，并且让头发自然风干。此法可增强头发的光泽。

→ 乳房发育不良

中府、中脘、足三里穴是最好的"丰胸药"

胸部是女性最有代表性的形体标志之一。一般来说，丰满的半球型乳房是最具魅力的。据有关资料统计，我国成年未孕女性，乳房发育不良者约占15%；而婚育哺乳和多次人工流产后的女性，乳房形态不良者竟高达40%。扁平下垂的乳房不但使女性的身材走样，而且严重危害着女性的正常生活和身心健康，给她们的交友、恋爱等带来诸多困扰。

穴疗之道

◎中医认为，女性乳房发育不良，多是经络阻塞不通，肝、肾、胃等脏腑气血虚衰，无法灌养乳络之故。刺激特定的穴位，不仅可补肝益肾、健脾养胃、调理冲脉和任脉，刺激脑垂体释放促性腺激素，使乳房更好地发育；同时还可把血液引流到胸部，给乳腺补充养分，达到丰胸目的。此外，常常按揉特定的穴位对预防和改善乳腺增生、乳腺炎等乳腺疾病也有很好的效果。

美容处方

● 特效穴位
● 辅助穴位

1. 中府穴
2. 中脘穴
3. 足三里穴
4. 天溪穴
5. 乳根穴
6. 大巨穴
7. 膻中穴
8. 关元穴
9. 神阙穴

●● 正面穴位
○○ 背面（或脚底部）穴位

特 效 穴 解 密 ▼

中府穴 中脘穴 足三里穴

适当刺激此二穴能够疏通乳房经络，改善乳房血液循环，提高乳房组织对自身激素的敏感性，激发腺泡和胞导管的生长发育，增加乳腺结缔组织和脂肪组织的积累，进而达到丰满胸部的作用。

穴 位 按 摩 ▼

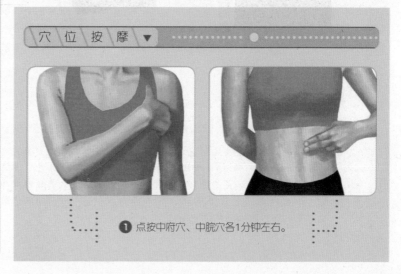

❶ 点按中府穴、中脘穴各1分钟左右。

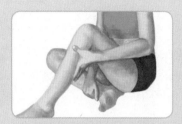

❷ 点按足三里穴1分钟左右。

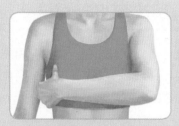

❸ 拇指揉按天溪穴1分钟左右，以感觉酸胀为佳。

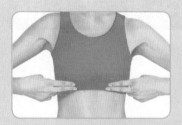

❹ 双手食、中指点按两侧乳根穴1分钟左右，然后做圈状按揉。

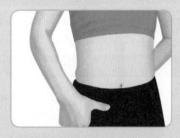

❺ 拇指点按大巨穴1分钟左右，以感觉酸胀为宜。

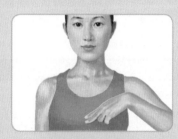

❻ 揉摩膻中穴1分钟左右。

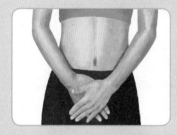

❼ 按揉关元穴2分钟左右。

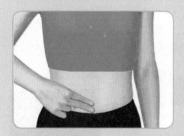

❽ 揉神阙穴1分钟左右。

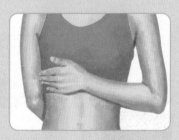

❾ 揉摩胸胁1分钟左右。

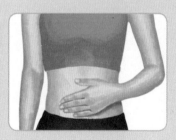

❿ 揉摩全腹1分钟左右。

美
丽
提
示

◎两腋下夹书，然后双臂向前平举，至手臂发酸为止。此姿势有助于锻炼胸肌、挺拔胸部。做俯卧撑及单、双杠运动也可促进胸部发育。

◎不断告诉自己"我的胸部正越来越丰满"。心理学家认为，乳房保留着女人心理成长的痕迹，乳房生长的决定权更多的在于大脑对它的暗示。这种暗示所能产生的影响远远超过了乳房内部的脂肪和腺体的生理影响。

→ 臀部下垂

承扶穴让臀部不再下垂

臀部是女性展示形体美、曲线美的关键部位之一。然而，对于女性来说，臀部又是体内多余脂肪最容易堆积的部位。现在，女性上班族一坐就是好几个小时，难得有空活动一下。这使得她们的臀部更加容易肥胖和扁平。穴位按摩是缓解和改善这种状况的最为简单的办法。

穴疗之道

◎内分泌紊乱可导致人体代谢迟缓，形成激素性肥胖。常年保持坐姿的上班族，臀部是全身的重心所在，体液流向此处，便会形成水肿。此外，因久坐而引起血液循环不畅，脂肪囤积，也是导致臀部肥大的重要原因。因此，避免臀部下垂的穴位疗法当以调节人体内分泌、消除水肿、畅通臀部的血液循环，促进脂肪消耗为主要目的。

美容处方
● 特效穴位
● 辅助穴位

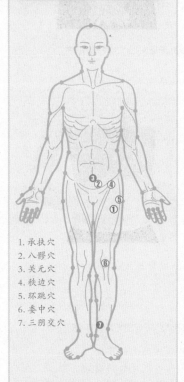

1. 承扶穴
2. 八髎穴
3. 关元穴
4. 秩边穴
5. 环跳穴
6. 委中穴
7. 三阴交穴

●● 正面穴位
○○ 背面（或脚底部）穴位

特｜效｜穴｜解｜密 ▼

承扶穴

此穴属膀胱经，膀胱经主体内水液代谢，因此刺激此穴可排出臀部多余水分和毒素，消除肿胀。此外，经常刺激承扶穴还可防止臀部下垂，阻断脂肪堆积。经专家研究表明，指压承扶穴5分钟，可刺激臀大肌收缩，迅速使臀部轻微提升。

穴｜位｜按｜摩 ▼

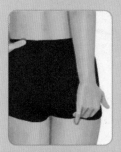
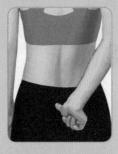
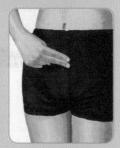

❶ 将背挺直，肛门夹紧，慢慢吸气，用拇指以外的四指按压承扶穴，按压6秒左右后吐气，如此重复10次。

❷ 拇指按揉八髎穴3～5分钟，以产生酸、麻、胀、痛、热的感觉为宜。

❸ 食、中指点揉关元穴1分钟左右，以透热为宜。

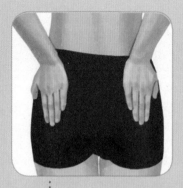

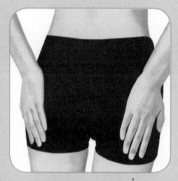

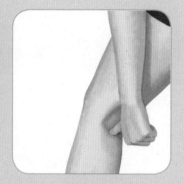

④ 以掌揉法或掌根揉法按揉两侧秩边、环跳穴，做顺时针或逆时针揉按各50次。

⑤ 拇指点按委中穴1分钟左右，以感觉酸胀为宜。

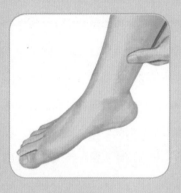

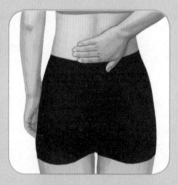

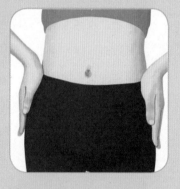

⑥ 拇指点按三阴交穴1分钟左右。

⑦ 以手掌置于腰骶，用掌擦法来回推擦臀部脂肪，以透热为度。

⑧ 以掌根置于髂前上棘处，用掌根直推法由上向下沿臀部向大腿外后侧做弹拨、推擦，由轻到重，使局部有酸胀感。

美丽提示

◎久坐容易使臀部肥胖变形，而久站也对臀部不好。久站会使血液难以自远程处回流，导致臀部供氧不足，新陈代谢不好。这样臀部也会变得臃肿、肥大。

◎想避免臀部肥胖和下垂，饮食也是一大关键。食用过多的酸性荤食类食物，如奶酪、奶油等，不仅容易使血液Ph值偏向酸性，让人易于疲劳，也会让脂肪在下半身堆积。适量吃一些大豆、海鲜等碱性食物则对提臀有帮助。

FULU

附录 常用中医专用名词及人体骨度分寸图

1 病因名词 (BINGYIN MINGCI)

●六淫：即风寒暑湿燥热六种外感病邪的统称。六淫之中，暑、热为阳邪，易伤阴液；寒、湿为阴邪，易伤阳气。风性轻扬、暑性升散、热火炎上均有向上的特点，湿性向下具有往下的特性。寒性收引，多致筋脉收缩而挛急。风性主动，善行数变，寒性凝滞，多易致痛。湿与燥相对，湿性重浊、黏滞，易阻滞气机；燥性干涩，易伤津液，尤易伤肺。热暑相近，热邪易生风、动血，易扰心神，易致疮痈；而暑邪致病多易挟湿，且季节性最强。

●疠气：是一类具有强烈传染性的外邪。疠气可以通过空气传染中，从口鼻而入致病，也可随饮食入里或蚊叮虫咬而发病。疠气致病的种类很多，如大头瘟、虾蟆瘟、疫痢、白喉、烂喉丹痧、天花、霍乱、鼠疫等等，实际上包括了许多现代许多传染病和烈性传染病。

●七情：指喜、怒、忧、思、悲、恐、惊七种正常的情志活动，包括精神、意志及情绪活动。七情分属于五脏，以怒、喜、思、悲、恐为代表，则称为五志。七情致病，不同于外感病因从口鼻或皮毛而入，而是直接伤及内脏，故为内伤病因，称为内伤七情。对脏腑气机的影响，概括为怒则气上，喜则气缓，悲则气消，思则气结，惊则气乱，恐则气下。

●饮食不节：节为节制，含有定量定时之意。饮食过饱、过饥、无规律皆为饮食不节。饮食不节包括饥饱失常和饮食无时两种类型。

●饮食偏嗜：饮食结构合理，五味调和，寒热适中，无所偏嗜，才能使人体获得各种需要的营养物质。若膳食结构失调，或饮食过寒过冷，或饮食五味有偏颇，均可导致阴阳失调从而发生疾病。饮食偏嗜包括种类偏嗜、寒热偏嗜和五味偏嗜。

●饮食不洁：进食不洁，会引起多种胃肠道疾病，出现吐泻、腹痛、痢疾等；或引起寄生虫病，如蛔虫、蛲虫、寸白虫等，临床表现为腹痛、嗜食异物、面黄肌瘦等症。若蛔虫进入胆道；，还可出现上腹部剧痛、时发时止、吐蛔、四肢厥冷的蛔厥症。若进食腐败变质有毒食物，可致食物中毒，常出现腹痛、吐泻，重者导致昏迷或死亡。

●过劳：指过度劳累，包括劳力过度、劳神过度和房劳过度三个方面。

2 病理名词 (BINGLI MINGCI)

●表证：表证是对外感邪气经皮毛、口鼻而入，侵入机体的皮毛、肌腠，正气（卫气）抗邪所表现的轻浅证候。表证又有表寒证、表热证、表虚证之分。表证主要见于外感疾病初期阶段。由于表证病位浅，正气未伤，病情轻，一般一至两周就可能痊愈。但若外邪太重或治疗不当等，外邪则可进一步内传，而形成半表表里或里证。

●里证：里证是病变部位在内，脏腑、气血、骨髓等受病所反映的证候。

●寒证：寒证是感受寒邪，或阳虚阴盛，导致机体功能活动衰减，表现出以寒冷为特点的证候。

●热证：热证是感受热邪，或机体阳盛阴不虚，或阴虚阳盛，导致的以温热为特点的证候。

●虚证：虚证是对人体正气虚弱所产生的各种虚弱证候的概括。虚证反映人全正气亏虚而邪气并不明显。人体正气亏虚包括阳气、阴液、精、血、津液、营、卫等亏虚及脏腑虚损。因正气亏虚，虚证以抗邪能力减弱，功能活动低下、衰退为特点。

●实证：实证是对感受外邪，或其他因素使脏腑功能、阴阳气血失调致气机紊乱、火热邪气内生，以及痰瘀等病理产物聚积所形成的各种临床证候的概括。

●阳虚证：阳虚证是指体内阳气亏损，机体温煦、推动、蒸腾、气化等作用减退表现出人体机能活动低下等并有寒象的证候。

●阴虚证：阴虚证是指体内阴液亏少无以制阳，以及濡养、滋润等作用减退，表现出机体生命活动物质不足并有热象的证候。

●亡阳证：亡阳证是指体内阳气极度衰微而表现出阳气将脱的危重证候。

●亡阴证：亡阴证是指体液大量耗损，阴液严重亏乏而表现阴液欲竭的危重证候。

●风淫证：风淫证是指外感风邪所表现的证候，亦称为外风证。

●寒淫证：寒淫证是指外感寒邪所表现的证候，或称实寒证。

●暑淫证：暑淫证是指夏月炎暑之季，外感暑邪所表现的证候。

●湿淫证：湿淫证是指外感湿邪所表现的证候，亦称为外湿证。

●燥淫证：燥淫证是指外感燥邪所表现的证候，又称外燥证。

●火淫证：火淫证是指外感火热之邪所表现的证候。

3 体表部位名词 (TIBIAO BUWEI MINGCI)

● 骸：泛指骨骼。一般指胫骨。

● 颔：指下颔骨。

● 跗：即脚面。

● 枕骨：位于头顶部的后方，头颅骨的后下方。

● 鼻准：俗称鼻尖。古人把望诊鼻尖作为诊断脾病的参考。

● 颧骨：位于眼睛的外下方，在脸部隆起的部位。

● 髀骨：解剖学上称为股骨，俗称大腿骨。

● 髋骨：位于人体腰部，左右各一块。

● 坐骨：位于髋骨的后下部，可分为坐骨体、坐骨支两部分。

● 耻骨：位于髋骨的前下部，可分为耻骨体、耻骨上支、耻骨下支三部分。

● 曲骨：位于耻骨的中央部，相当于耻骨前联合部。

● 发际：指头皮上生长头发的边缘部位。其中，额部上方的头发边缘叫"前发际"，在项部上方的头发边缘叫"后发际"。

● 赤白肉际：指四肢的内、外侧赤肉与白肉交汇处。其中，在上肢部屈侧为阴面，皮色较白，故称"白肉际"；伸侧（手背侧）为阳面，皮色较深，所以叫"赤肉际"。在下肢部，内侧为阴面，即"白肉际"；外侧及后侧为阳面，即"赤肉际"。

● 眉弓：指眼眶上缘的骨，相当于解剖学上的额骨构成眼眶的部份。

● 颊车：位于下颌骨角的前上方，属于足阳明胃经。

● 完骨：指耳郭后面隆起的骨，位于颞骨乳突尖端的后方凹陷处，属足少阳胆经。

● 太阳：位在眉棱骨梢和外眼角中点向约一横指处。

● 鬓骨：位于眼眶（眉棱骨）的外后方，颧骨弓上方的部位。

● 耳柱：位于鼻的中央部，在"下极"的下方，鼻尖的上方。又称"下极之下""鼻梁"。

● 绳：指耳郭根部前面附着在侧头部的边缘。

● 颈骨：即解剖学上的颈椎。共七节，位于后颈部。上连颅骨，下接胸椎。

● 骨舌：指在肩部内侧，锁骨的外端部份。指在胸骨上方锁骨的内端部份。

● 横骨：又名"下横骨""盖骨"。即解剖学上的耻骨。指舌骨，位于舌根部的小骨。

● 胠：指腋下、胁上空软部分。

● 脊：指脊椎骨而言。中医书所指的脊，多从第一胸椎棘突开始向下数至第四骶骨棘突，共二十一节（包括胸椎十二节、腰椎五节、骶四节）。

● 腰：指后胸部的第十二肋骨以下与髂嵴以上的软组织部分。

●尾闾：又名尾骶、骶、骶端、橛骨、穷骨，位于脊椎骨的最下段，上连骶骨，下端游离，在肛门的后方。

●胛：位于肩部的后下方，现代称为肩胛部。

●高骨：手腕部近拇指一侧有显著隆起部分，即解剖学上的桡骨茎突位置。

●连骸：即膝部内、外两侧的两个骨隆起。相当于解剖学上的股内上髁和外上髁的部位。

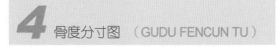

4 骨度分寸图 （GUDU FENCUN TU）

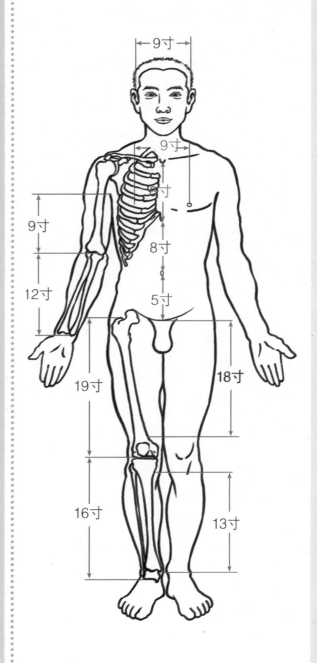

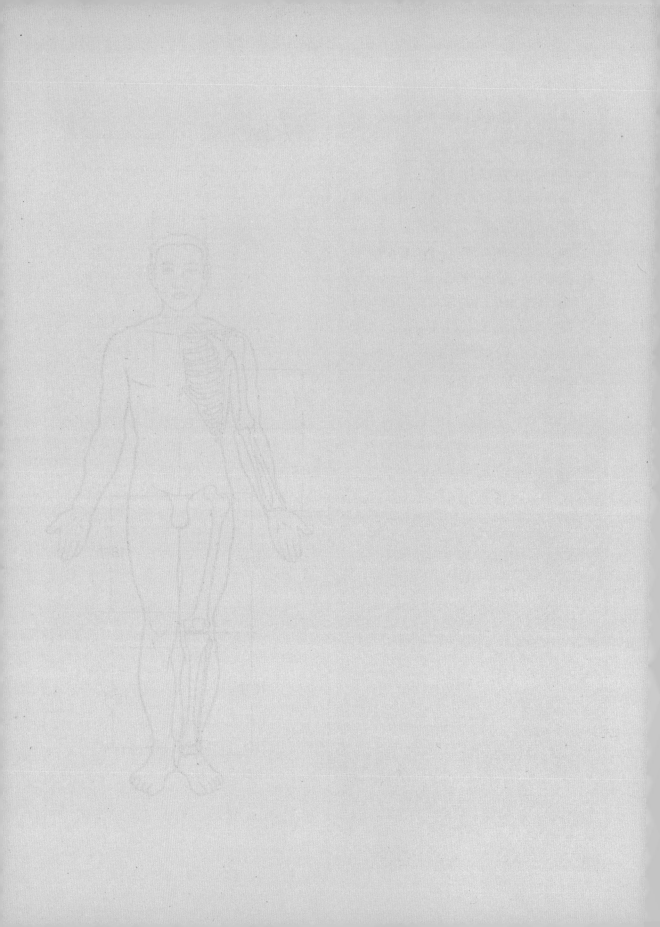